AF610326

RECHERCHES

SUR LA

PHYSIOLOGIE MÉDICALE

DE LA

RESPIRATION

A L'AIDE D'UN NOUVEL APPAREIL ENREGISTREUR

L'ANAPNOGRAPHE (spiromètre écrivant)

PAR

LE Dr L. BERGEON

ANCIEN INTERNE DES HOPITAUX DE LYON,
LAURÉAT DE LA FACULTÉ DE MÉDECINE DE PARIS.

PREMIER FASCICULE

Description de l'Anapnographe. — Ses applications.
Considérations générales sur les voies respiratoires. — Rôle de la glande lacrymale dans la respiration.

PARIS

ADRIEN DELAHAYE, LIBRAIRE-ÉDITEUR

PLACE DE L'ÉCOLE-DE-MÉDECINE

1869

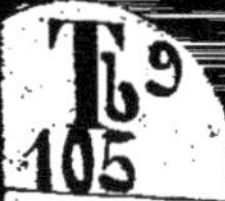

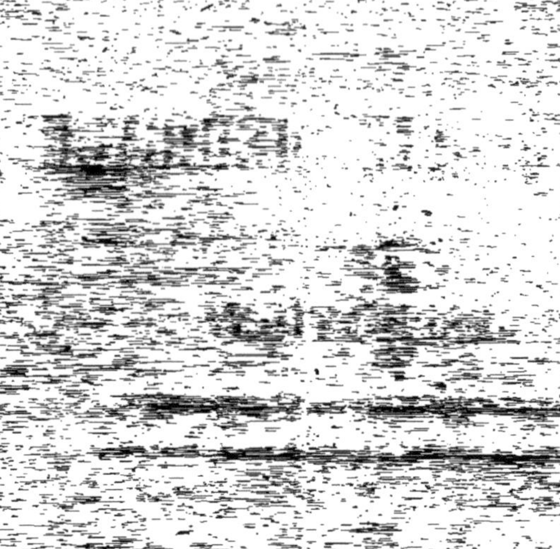

RECHERCHES

SUR LA

PHYSIOLOGIE MÉDICALE

DE LA

RESPIRATION

A L'AIDE D'UN NOUVEL APPAREIL ENREGISTREUR

L'ANAPNOGRAPHE (Spiromètre écrivant)

PAR

LE Dr L. BERGEON

ANCIEN INTERNE DES HOPITAUX DE LYON,
LAURÉAT DE LA FACULTÉ DE MÉDECINE DE PARIS.

PREMIER FASCICULE

Description de l'Anapnographe. — Ses applications.
Considérations générales sur les voies respiratoires. — Rôle de la glande lacrymale dans la respiration.

PARIS
ADRIEN DELAHAYE, LIBRAIRE-ÉDITEUR
PLACE DE L'ÉCOLE-DE-MÉDECINE

1869

Le 2e fascicule comprendra la *Physiologie normale de la respiration.*

Le 3e fascicule comprendra la *Physiologie pathologique de la respiration.*

« Sans une détermination exacte de la maladie, il n'y a jamais qu'incertitude et versatilité dans la méthode de traitement. » (Pinel. *Nosographie.*)

« Dans l'investigation scientifique, les moindres procédés sont de la plus haute importance. Le choix heureux d'un animal, un instrument construit d'une certaine façon, l'emploi d'un réactif au lieu d'un autre, suffisent souvent pour résoudre les questions générales les plus élevées. » (Cl. Bernard. Introd. à l'*Étude de la méd. expér.*, p. 27.)

Persuadés que perfectionner les moyens d'exploration c'est permettre souvent une intervention thérapeutique plus utile, nous avons voulu, M. Kastus et moi, appliquer à l'étude de la respiration un appareil susceptible de donner des indications précises sur les signes physiques de cette fonction et capable d'éclairer le médecin dans le diagnostic parfois si difficile des maladies de la poitrine.

Tel est le but que nous nous sommes proposé dans la construction de l'*anapnographe*.

Cet appareil donne le graphique des mouvements respiratoires comme le sphygmographe donne celui du pouls, il apprécie exactement la quantité d'air qui pénètre les poumons comme le fait le spiromètre, enfin il chiffre la valeur des puissances inspiratrices et expiratrices, comme le ferait un véritable dynamomètre pulmonaire.

Utile en clinique pour le diagnostic des maladies de la poitrine, l'anapnographe sera d'un secours précieux pour les recherches physiologiques et pourra même devenir, entre des mains plus habiles que les nôtres, l'instrument de découvertes importantes.

Paris, mai 1869.

INTRODUCTION

« *Numeri regunt mundum,* » disaient les Pythagoriciens ; c'est qu'en effet, plus une science se sert du calcul, plus elle approche de la perfection.

Longtemps l'apanage exclusif des sciences exactes, l'emploi de méthodes précises et, pour ainsi dire, mathématiques, est devenu comme le programme des recherches scientifiques modernes et caractérise l'esprit qui les anime.

En médecine, cette tendance générale se traduit par une observation et une étude plus approfondie des signes physiques, étude où, comme le dit M. le professeur Lasègue, « le malade, au lieu d'être représenté dans un portrait toujours infidèle, se résout en une série de formules rigoureuses comme des chiffres. »

Mais cette étude raisonnée des signes physiques est souvent trompeuse, soit que nous ne puissions apprécier à leur juste valeur les phénomènes que nous observons, soit que l'exquise délicatesse de ces phénomènes échappe à la grossièreté de nos sens.

Ainsi, pour l'auscultation et la percussion, le résultat ne sera-t-il pas trop souvent nul ou illusoire?

Que de causes diverses peuvent faire varier les phénomènes acoustiques de notre poitrine ! soit dans leur production, soit dans leur propagation. Résultantes de plusieurs *variables* que l'observation la plus rigoureuse ne saurait se flatter d'apprécier bien exactement, les signes fournis par l'auscultation et la percussion ne viennent-ils pas, en outre, avertir trop tard le médecin? Et, sans vouloir reproduire ici le reproche injuste de Broussais, est-ce que l'auscultation et la percussion n'exigent pas, pour prêter leur concours, une altération anatomique déjà avancée, quelquefois même irréparable?

Voici, par exemple, deux personnes dont la santé paraît s'altérer et qui n'accusent qu'un peu de faiblesse générale. Chez l'une, c'est une terrible maladie qui s'élabore au milieu de ce silence apparent de l'économie et va donner au poumon une susceptibilité excessive. La cause la plus insignifiante, un peu de fatigue, un léger refroidissement, une imprudence quelconque vont avoir des conséquences fatales et devenir le point de départ d'une phthisie à marche plus ou moins rapide.

Chez l'autre, au contraire, l'organisme n'attend qu'un coup de fouet pour reprendre le dessus. C'est une période transitoire que la persistance peut aggraver, mais que le moindre secours peut faire complétement cesser. L'exercice, le fer, des excitants, qui auraient pu devenir chez le premier le point de départ d'accidents phlegmasiques du côté du poumon, seront, au contraire, le salut du second.

Que fera le médecin en pareille occurrence? où trouvera-t-il les éléments d'un diagnostic? ira-t-il les demander à l'auscultation et à la percussion ? Evidemment non ; l'auscultation et la percussion ne précèdent pas, elles accompagnent la dégradation anatomique, dont elles sont la conséquence et, pour ainsi dire, l'expression. Livrera-t-il son diagnostic au hasard d'une appréciation forcément incertaine? Bien moins encore.

Lorsque le chirurgien veut explorer un tissu malade, il plonge, jusque dans son intérieur, une petite tige rigide, qui lui permet de pratiquer ainsi le toucher à distance. Au moyen de certains artifices il peut même rapporter, gravé à l'extrémité de son stylet, le diagnostic d'un corps étranger. En disposant convenablement un système de miroirs et de lentilles, il observe l'intérieur de l'organe malade. Que de fois ne base-t-il pas son diagnostic sur des mensurations ou des pesées? De même, le médecin, incapable d'apprécier avec le seul secours de ses sens les modifications peu apparentes du début de la phthisie, et de tant d'autres affections de la poitrine, est obligé d'y suppléer par l'emploi d'appareils assez sensibles pour déterminer les variations de vitesse et d'intensité des courants d'air de la respiration, et capables de lui indiquer le volume d'air respiré et la valeur des puissances inspiratrices et expiratrices.

Lorsqu'on étudie l'organe sur la table de l'amphithéâtre, on peut facilement le voir, l'examiner, le toucher, en apprécier toutes les qualités physiques, par le microscope en étudier la structure intime. Ces résultats, fixés par le dessin, permettront de comparer l'organe sain à l'organe malade; partant de l'élément anatomique normal, on peut suivre, par l'anatomie pathologique, le processus morbide dans son début, sa marche, sa terminaison.

Mais, à côté de cette étude de l'organe à l'état statique, si je puis m'exprimer ainsi, il en est une autre plus importante, puisque c'est elle qui réglera la conduite du médecin ; c'est l'étude de l'organe à l'état dynamique, à l'état vivant.

De même que l'anatomie normale étudie l'organe sain, et l'anatomie pathologique la dégradation anatomique, de même la physiologie normale étudie la fonction régulière, tandis que l'altération fonctionnelle appartient à la physiologie pathologique. Mais comment établir une comparaison entre la fonction régulière et la fonction troublée? Il faudrait pouvoir étudier la fonction normale comme on étudie l'organe sain, constater la lésion fonctionnelle comme on constate la lésion anatomique (1).

(1) A proprement parler, l'auscultation et la percussion indiquent plutôt le siége et l'étendue d'une lésion anatomique, que les conséquences pour la fonction. Elles permettront l'autopsie anticipée, mais elles n'apprendront pas comment se fait la fonction, comment et dans quelles proportions respire le malade.

C'est ce que voulait dire Bonnet, en comparant les signes fournis par son spiromètre à ceux du stéthoscope.

« Mon spiromètre, disait Bonnet, donne un renseignement important sur la fonction respiratoire. C'est un réactif de la fonction, ce n'est pas un réactif anatomique. »

La méthode graphique, en laissant sur le papier la trace du fonctionnement de l'organe, a rendu cette étude possible. En effet, suivant l'expression imagée de certains auteurs, le tracé des appareils enregistreurs est comme la photographie du mouvement.

Appliquée à l'étude de la circulation, cette méthode a fait d'une fonction, jadis si obscure, une des mieux connues aujourd'hui. Passant du laboratoire dans la salle d'hôpital, le sphygmographe est venu rendre de véritables services pour l'étude des troubles du système circulatoire. Malheureusement, malgré les recherches des physiologistes modernes et l'importance du sujet, la respiration est loin d'être aussi favorisée ; et, tandis qu'on note avec soin au lit du malade la fréquence, l'intensité, la forme particulière du pouls dans chaque maladie, c'est à peine si l'on tient compte, dans quelques affections spéciales, des perturbations fonctionnelles de l'appareil respiratoire.

Aussi indispensable à la vie que la circulation qu'elle tient sous sa dépendance, la respiration est de toutes les fonctions celle dont les troubles sont les plus fréquents et les plus importants à bien connaître.

« Aucun organe intérieur, dit Bichat, ne s'enflamme « plus souvent que le poumon. Quand l'expérience ne « le prouverait pas au lit du malade, les ouvertures ca- « davériques suffiraient pour en convaincre. On trouve,

(1) Bichat. *Anatomie générale*, t. II, p. 386.

« en effet, autour des poumons, des traces extrêmement « fréquentes d'anciennes inflammations, des adhérences « de la plèvre en particulier ; phénomène si commun, « que j'ose assurer qu'il y a bien plus de cadavres qui « en sont affectés, qu'il n'y en a où la plèvre est « intacte. »

Si l'étude raisonnée des signes physiques fournis par les perturbations fonctionnelles de la respiration n'a pas été plus féconde jusqu'ici, cela tient surtout à la difficulté d'appliquer des appareils à l'étude de la respiration. En effet, veut-on connaître la capacité respiratoire? Les spiromètres lourds, volumineux, exigeant presque tous pour fonctionner un certain volume d'eau, sont d'une application très-difficile au lit du malade, impossible chez les personnes peu dociles.

Veut-on connaître, au contraire, les variations de pression et de vitesse des courants d'air de la respiration? Le pneumographe exige une installation, très-compliquée, si on s'adresse au *réservoir* avec polygraphe.

Outre les difficultés matérielles que l'on rencontre dans leur emploi, ces derniers appareils laissent sans indications tout un côté de la question, le plus important, celui de la capacité respiratoire. Les courbes du pneumographe, ou des sphygmographes appliqués sur la poitrine, ne sauraient indiquer avec certitude la quantité d'air qui pénètre le poumon, ou en sort, pendant la respiration.

Il fallait donc réunir tout à la fois, dans le même instrument, les indications des spiromètres et des appareils enregistreurs, sans oublier cependant les exigences qu'entraîne dans sa construction un appareil qui se propose de rester portatif.

L'*anapnographe* (1) a résolu ce problème.

1° Ainsi que nous le verrons, il réunit les indications des spiromètres, des appareils enregistreurs et peut servir de *dynamomètre pulmonaire*.

2° En s'appliquant simplement au nez, le petit embout de l'anapnographe permet d'obtenir la respiration normale, sans le concours actif du sujet, et évite les inconvénients des tubes placés entre les lèvres et des autres embouts de spiromètre.

3° Enfin, l'anapnographe offre un dernier avantage que je considère comme très-sérieux, c'est qu'on peut l'appliquer aux animaux. L'animal est la pierre de touche du médicament : c'est sur lui que nous pouvons étudier l'influence des divers agents physiologiques, surtout, point capital, l'influence de la dose, et cela avec d'autant plus de profit qu'on a toujours la possibilité, soit en sacrifiant l'animal, soit par tout autre moyen, de constater l'effet produit. Opérations cruelles quelquefois, j'en conviens, mais, comme le fait spirituellement observer M. le professeur Sée, nous valons bien la peine que l'on ne commence pas l'expérimentation par nous-mêmes.

(1) De ἀναπνοή, respiration.

RECHERCHES

SUR LA

PHYSIOLOGIE MÉDICALE

DE LA

RESPIRATION

CHAPITRE PREMIER.

Des spiromètres, leurs inconvénients. — Appareils enregistreurs de la respiration : pneumographe, tube branché, sphygmographes appliqués sur la poitrine, etc.

Plus d'un siècle et demi avant la découverte de l'auscultation, on avait cherché à évaluer la quantité d'air qui pénètre la poitrine pendant l'inspiration, ou qui en est chassé par l'expiration.

A cet effet, Boerhaave se plongeait dans un bain : faisant alors une inspiration aussi grande que possible, il notait, avec soin, le niveau de l'eau dans le baignoire ; il le voyait baisser pendant l'expiration, et lorsque celle-ci était complète, il prenait la différence des deux niveaux, différence d'autant plus grande que le volume d'air respiré avait été plus considérable.

Par un procédé aussi barbare qu'inexact, certains expérimentateurs avaient cherché à obtenir le même résultat en arrachant les poumons à des animaux, avant et après l'expiration ; on recueillait alors sous une cloche la quantité d'air contenue à ces deux états, et la différence indiquait le volume respiratoire.

En mesurant les changements de volume du thorax pendant la respiration, Lieberkühn était parvenu, au moyen de calculs très-compliqués, à estimer approximativement la quantité d'air inspiré. Suivant plusieurs auteurs, il y aurait entre le thorax dilaté et le thorax affaissé une différence de volume d'environ un cinquième. Enfin on a aussi évalué la capacité des poumons en mesurant la quantité d'eau qu'ils peuvent contenir (Kheil). Mais il faut arriver jusqu'au commencement de ce siècle pour trouver dans l'appréciation des volumes d'air de la respiration l'emploi d'appareils un peu précis.

On recueillit d'abord l'air de l'expiration, comme les chimistes récoltent les gaz, en plaçant le tube d'arrivée sous une cloche remplie d'eau. Tel est le principe du pulmomètre d'Abernethy, du pneumonomètre de Kentish, employé par Herbst (de Gottingen) pour faire ses recherches sur *la capacité des poumons dans l'état de santé et de maladie.* (Archives de Médecine, 1829.)

Mais c'est surtout Hutchinson, médecin et professeur au grand hôpital des phthisiques de Londres (the hospital for consomption), qui fit, en 1846, des recherches considérables sur la capacité des poumons, à laquelle il donna le nom de *vital respiratory capacity*.

Construit sur le principe du gazomètre des usines à

gaz, le spiromètre d'Hutchinson consiste principalement en une cloche ou réservoir mobile, plongeant dans un récipient plein d'eau, et mise en communication, au moyen d'un tube flexible, avec les voies respiratoires. Soulevé par le courant d'air de l'expiration, ce réservoir franchit un certain nombre de divisions qui permettent d'évaluer la quantité d'air envoyé, chaque division correspondant à un volume déterminé.

Ce spiromètre a été perfectionné par Wintrich, qui l'a rendu plus portatif en remplaçant les deux montants latéraux qui soutiennent la cloche mobile par une tige unique. C'est la même modification que l'on retrouve dans le spiromètre de M. Schneff (1).

En 1854, Boudin, médecin en chef de l'hôpital militaire de Roule, imagina un spiromètre qu'il destinait à l'examen des jeunes conscrits. Il chercha surtout à éviter le volume et le poids du spiromètre précédent. Voici en quoi consiste cet appareil.

Un ballon en caoutchouc est fixé par une de ses faces dans l'intérieur d'un cerceau de bois ou de métal; lorsque le ballon est vide, il n'occupe qu'un très-petit espace dans le cerceau, tandis qu'il le remplit plus ou moins lorsqu'on souffle dans son intérieur. La face libre porte une petite tige graduée qui traverse le cerceau à sa partie supérieure. Cette tige s'élève d'autant plus que

(1) Comptes-rendus de l'Académie des sciences, t. XLIII, p. 1008.

le ballon se gonfle davantage. On peut donc ainsi apprécier la quantité d'air expiré.

On a reproché à cet appareil fort ingénieux de manquer de précision.

En 1856, Bonnet, de Lyon, présentait à l'Académie des sciences un nouveau spiromètre, auquel il donnait le nom de pneumomètre et qui n'était autre chose que le compteur à gaz actuel proportionné à ce nouvel usage. Cet appareil avait l'avantage de permettre plusieurs observations successives. Ainsi, tandis qu'avec le spiromètre d'Hutchinson il fallait, après chaque expérience, vider la cloche de l'air qu'elle contenait et remettre les choses en état, il suffisait, avec le pneumomètre de Bonnet, d'observer le nombre de divisions parcourues sur le cadran par l'aiguille pour connaître le volume de chaque expiration. En exigeant une petite manœuvre du sujet en expérience, inspirer par le nez, expirer par la bouche, il était possible de suivre la quantité d'air respiré en un temps plus ou moins long.

A la fin de la même année 1856, M. Guillet soumettait à l'Académie des sciences un nouveau spiromètre plus commode et plus simple que les précédents et désigné par l'auteur sous le nom de pneusimètre à hélice. Cet appareil, dont on peut voir le dessin dans la thèse inaugurale de M. Guillet (Paris, 1859), consiste en une petite roue à hélice, mobile dans un tube par lequel on respire.

Un cadran placé sur le côté de l'appareil indique le

nombre de tours de la roue et par suite la quantité d'air qui a traversé le tube (1).

Ces appareils, malgré leur utilité incontestable et incontestée, sont cependant très-peu répandus aujourd'hui et leur usage est loin d'être aussi fréquent qu'il le mériterait.

Les causes de ce discrédit sont multiples; souvent impossible au lit du malade, le spiromètre est ordinairement d'un usage difficile dans une salle d'hôpital. Lourds, volumineux, ils exigent pour la plupart un certain volume d'eau pour fonctionner.

De plus, les résultats sont souvent entachés d'erreur pour deux raisons différentes; la première est inhérente aux embouts dont on se sert, la seconde tient aux manœuvres qu'on exige du malade.

1° Les embouts de spiromètre s'appliquent à la bouche; or, la respiration par la bouche n'est pas la respiration normale (2). Le nez, dit P. Bérard, est le véritable conduit des voies respiratoires, c'est seulement lorsqu'il ne

(1) M. Guillet s'est servi de son appareil pour étudier les modifications des volumes respiratoires sous l'influence de la voix et du chant. Il a cru, en outre, et il insiste sur ce fait à deux reprises différentes (Th. inaug., Paris, 1859, Acad. des sciences, XLIII, 1856, p. 816), devoir infirmer la loi d'Hutchinson. Pour M. Guillet, la capacité vitale ne croîtrait pas toujours avec la stature.

Nous étudierons plus loin, à propos de la capacité respiratoire, les avantages et les inconvénients de la spirométrie, suivant qu'elle est bien ou mal pratiquée (chap. IV).

(2) Je me suis étendu sur les avantages de la respiration par le nez (chap. VI).

suffit plus, comme dans l'anhélation, qu'alors nous ouvrons la bouche. C'est par le nez que nous respirons ordinairement, pendant les repas, pendant le sommeil, alors que toute volonté est abolie. Dans l'échelle animale, la respiration par le nez est la règle; combien d'êtres mourraient asphyxiés la bouche ouverte, si on leur fermait un instant le conduit nasal!

Placés entre les lèvres, les embouts de spiromètre (sans parler ici des inconvénients de propreté) laissent échapper de l'air par les commissures. Si l'on veut récolter tout l'air expiré ils exigent qu'on ferme le nez!

2° Les indications spirométriques peuvent être faussées par le sujet en expérience, soit qu'il y ait intérêt, soit qu'il ne puisse exécuter ce qu'on lui demande.

Si on veut obtenir une expiration maximum, l'habileté du sujet n'interviendra-t-elle pas pour beaucoup!

Si c'est au contraire l'expiration normale, il faut une série d'expériences pour lesquelles le concours du sujet est encore indispensable; il faut lui faire faire une petite manœuvre (inspirer par le nez, expirer par la bouche). Impraticable chez les jeunes enfants, les malades, les personnes peu dociles, cette manœuvre, en exigeant l'attention du sujet, n'est-elle pas encore une cause de trouble de la respiration, fonction d'autant plus normale qu'elle s'exécute d'une façon plus inconsciente?

Les immenses services rendus par la méthode graphique dans l'étude de la circulation devaient tout naturellement s'étendre à la respiration; aussi, dès 1855,

Vierordt obtenait le tracé des mouvements respiratoires en appliquant son sphygmographe sur le sternum; plus tard M. Marey et tout récemment M. Longuet en modifiant légèrement leurs appareils les ont appliqués à l'étude de la respiration.

Eu 1865, M. Marey a fait construire pour enregistrer les mouvements du thorax un appareil spécial qu'il nomme *pneumographe*. C'est une ceinture inextensible munie en un point d'un petit diverticulum appelé par l'auteur *cylindre élastique*. Ce cylindre élastique, dont la cavité est remplie d'air, se trouvant au moyen de la ceinture inextensible solidement fixé au thorax, va suivre tous les mouvements de ce dernier : pendant l'inspiration le cylindre élastique est allongé, sa capacité diminue et par conséquent l'air qu'il contient, acquiert une tension plus forte; c'est l'inverse lorsque le thorax revient sur lui-même pendant l'expiration. On obtient donc ainsi des variations de pression qui correspondent aux mouvements du thorax; pour les enregistrer, il suffit de mettre en communication avec le cylindre élastique un petit tambour d'enregistreur comme celui du cardiographe.

M. Rodet, directeur de l'école vétérinaire de Lyon, a fait construire un appareil analogue à celui de M. Marey et destiné surtout à reconnaître la *pousse* chez les chevaux. Cet appareil, qui s'applique sur le dos de ces animaux, provoque souvent chez eux la contraction des muscles qui animent le système cutané. Ces mouvements de la peau, si apparents lorsque l'animal veut se débarrasser d'un insecte qui le pique, gênent considérablement dans l'application de cet appareil fort ingénieux du reste et très-bien exécuté.

On a également obtenu des tracés de la respiration avec les courants d'air qui pénètrent ou sortent de la poitrine.

En respirant dans un grand réservoir de 300 à 400 litres M. Marey produit à l'intérieur de cette cavité les mêmes variations de pression que dans le cylindre élastique par les mouvements du thorax : pendant l'inspiration la poitrine s'emplit aux dépens de l'air du réservoir, la tension diminuera donc dans l'intérieur de ce dernier pendant toute la durée du mouvement inspiratoire : ce sera l'inverse pendant l'expiration ; c'est le même mécanisme que pour le cylindre élastique, aussi les tracés obtenus par ces deux appareils sont-ils absolument les mêmes.

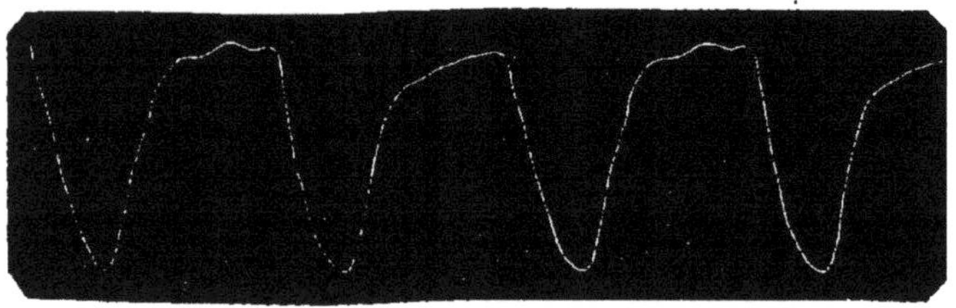

Fig. 1.

Chaque mouvement est représenté par une seule ligne à direction oblique, mais constante. Le tracé commence par une ligne descendante qui exprime l'inspiration ; il se continue par une ligne ascendante offrant à son sommet de petites ondulations, c'est l'expiration.

M. Chauveau a obtenu des tracés de la respiration en introduisant directement l'ampoule du cardiographe dans les voies aériennes des chevaux ; pour cela, il pratiquait une ponction à la trachée de ces animaux et faisait pénétrer par cette voie l'ampoule du cardiographe, qui se trouvait ainsi directement impressionnée par les courants d'air de la respiration.

Enfin M. Marey a inventé récemment un petit appareil très-simple, auquel il donne le nom de tube branché (1). C'est un tube assez large par lequel on respire, et qui porte en un point un autre tube beaucoup plus petit allant aboutir à un tambour d'enregistreur. Les moindres variations de pression produites par les courants respiratoires se trouvent alors perçues et traduites par le tambour enregistreur.

Ces appareils présentent sur les spiromètres l'immense avantage de donner des indications graphiques ; rien ne satisfait mieux l'esprit que ces courbes représentant à chaque instant les variations d'intensité du mouvement que l'on étudie. Mais si les courbes du pneumographe, polygraphe, tube branché, sphygmographes appliqués sur la poitrine, etc., peuvent indiquer exactement les variations de pression qui accompagnent l'entrée ou la sortie de l'air pendant la respiration, elles ne sauraient

(1) Ce petit instrument n'a pas reçu la publicité. Chez les animaux, il suffit de plonger un tube dans la trachée.

traduire le volume de l'air inspiré ou expiré, comme le fait le spiromètre.

Il ne suffit pas d'apprécier les variations de fréquence, de vitesse, d'intensité, de forme particulière des courants d'air de la respiration, il faut encore en faire l'analyse quantitative.

Toutes ces indications se trouvent réunies dans l'anapnographe, que nous allons décrire.

CHAPITRE II.

De l'anapnographe, — sa description, — sa théorie ; — il est construit sur le même principe que le sphygmographe de M. Marey ; — de plus, c'est un spiromètre ; — enfin, il sert de dynamomètre pulmonaire. — Jeu de l'appareil. — Interprétation d'un tracé. — Embout.

L'anapnographe, représenté dans le dessin ci-dessous, nous offre à considérer une partie supérieure et une partie inférieure.

La partie inférieure est un appareil enregistreur déroulant une bande de papier, sur laquelle la plume *p* inscrit les mouvements de l'air qui traverse le tube T, pour entrer ou sortir de la poitrine pendant la respiration.

La partie supérieure a la forme d'une petite boîte à section rectangulaire. Unie aux voies respiratoires par le tube T, elle présente vers son milieu une valve V formée d'une feuille d'aluminium réduite à une extrême minceur, et qui permet ou intercepte la communication entre l'air extérieur et la poitrine, suivant qu'elle est inclinée ou verticale. Ces mouvements s'exécutent autour de l'axe A, traversé lui-même par le levier *y*, qui porte à son extrémité inférieure la plume *p* et à son extrémité supérieure la tête D. Cette tête est maintenue verticale

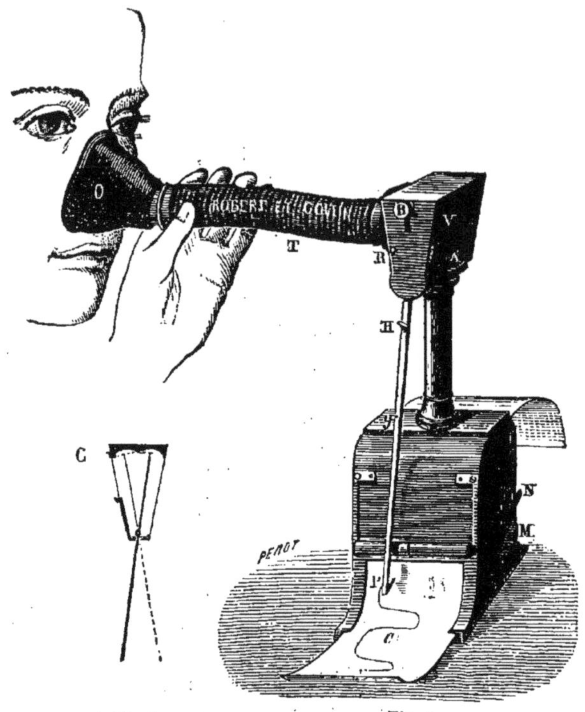

Fig. 3. Fig. 2.

Anapnographe 1/4 grandeur naturelle.

Fig. 2.

V. Valve mobile autour de l'axe A.

E. Appareil où s'enregistrent les mouvements de la plume P.

R. Ressort qui ramène sans cesse la valve à la position verticale (position de repos).

B. Ce bouton peut descendre jusqu'à B', il renforce alors d'une façon considérable le ressort et permet de se servir de l'anapnographe comme d'un dynamomètre pulmonaire.

H. Vis pour régler la pression de la plume sur le papier.

M. Clef pour remonter le rouage; — N. levier pour l'arrêter ou le faire partir.

T. Tube qui relie l'anapnographe aux voies respiratoires.

O. Embout.

Fig. 3.

Profil de la paroi supérieure de la boîte : la surface parabolique C rend les écarts de la valve V parfaitement proportionnels aux volumes d'air qui traversent l'anapnographe.

par l'action d'un ressort contourné en spirale, et caché dans l'épaisseur de la boîte (1).

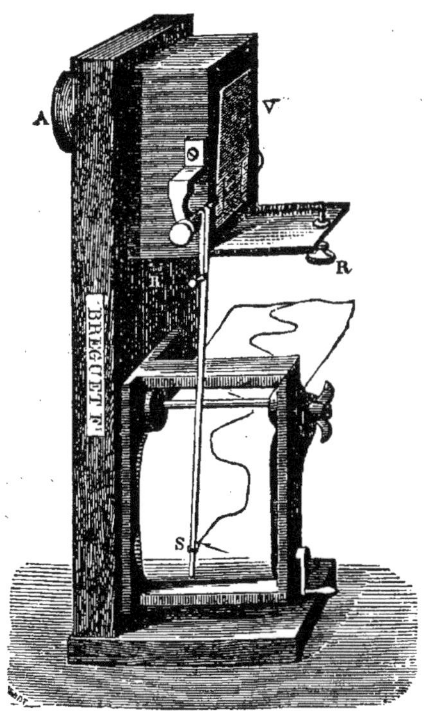

Fig. 4.

(1) L'anapnographe que nous avons présenté au mois de septembre 1868 à l'Académie des sciences, M. Kastus et moi, était muni de deux ressorts antagonistes formant un système astatique très-sensible; nous n'avions pu obtenir cette qualité avec un ressort unique vertical.

M. Lahmeyer, constructeur aussi ingénieux qu'habile, a eu l'idée de remplacer ce système par un ressort contourné en spirale. L'une des extrémités est fixée aux parois de la boîte, l'autre à la tête du levier.

Dans ces conditions, les mouvements de la valve agissent simplement en ouvrant ou fermant la spirale. On évite alors les causes d'erreur qui résultent soit du frottement, soit du changement de point d'application du ressort, comme cela arrive dans

Enfin, à la partie supérieure, la face interne de la boîte présente une disposition très-importante, représentée fig. 3. Ce dessin montre une coupe antéro-postérieure de l'appareil. On voit une arête tranchante correspondant à la position verticale de la valve. La surface s'incurve de chaque côté et affecte une *forme parabolique*. Cette disposition spéciale, qui oblige la valve, ainsi que nous allons le voir, à faire des chemins égaux pour des débits égaux, fait de l'anapnographe un spiromètre. Tandis que le bouton B porté en B' donne au ressort une force considérable, et permet d'obtenir des indications dynamométriques.

Ces détails anatomiques posés, voici quelle est la théorie de l'anapnographe.

La petite valve V, le levier *y*, et ses accessoires la plume *p* et la tête D, ne forment qu'un seul organe pivotant autour de l'axe A; nous n'avons donc aucune transmission de mouvements, mais bien un organe unique écrivant lui-même l'impression qu'il reçoit. Étant placé en équilibre indifférent, cet organe (valve, levier, etc.) n'a aucune tendance à revenir à une position

le sphygmographe de M. Marey, où la plume est soulevée par une petite arête qui agit avec un bras de levier d'autant plus long qu'elle est plus soulevée.

A ces avantages, cette disposition en spirale joint ceux d'une solidité plus grande et d'une sensibilité plus exquise.

Ce perfectionnement est loin d'être le seul que M. Lahmeyer ait apporté dans la construction de l'anapnographe; ses connaissances en mécanique et son talent comme exécuteur ont aplani bien des difficultés.

déterminée, son poids est donc à ce point de vue complètement annihilé. Seul le ressort maintient le système dans la position verticale. Seul aussi le ressort sera influencé lorsqu'un courant d'air viendra déplacer la valve, dans le sens du sujet en expérience pour l'inspiration, en sens inverse pour l'expiration. En vertu de ce principe de physique, que les allongements d'un ressort sont proportionnels aux forces qui les produisent, notre ressort cédera de quantités à chaque instant parfaitement proportionnelles *à l'intensité* et à la durée du courant d'air. C'est le même mécanisme que dans le sphygmographe de M. Marey, défini par son auteur un ressort appliqué sur le courant artériel, et nous pourrions définir l'anapnographe un ressort appliqué sur un courant d'air.

Cette analogie d'organe entraîne une analogie de résultats. Dans l'anapnographe comme dans le sphygmographe, la hauteur des distances verticales ou ordonnées sera proportionnelle à la pression de l'air.

On peut estimer plus facilement cette pression que dans le sphygmographe, parce que la valve part toujours du même point, la position verticale (position de repos) correspondant à la ligne des zéros (1).

(1) Dans le sphygmographe de M. Marey, on ne sait pas quelle pression on exerce sur l'artère; il était très-utile cependant de s'en rendre compte : c'est dans ce sens que M. le professeur Béhier a fait construire un sphygmographe qui présente, entre autres avantages, un cadran pour évaluer la pression exercée sur le vaisseau.

L'anapnographe traduira donc le courant d'air, inspiratoire ou expiratoire, comme le sphygmographe traduit la pulsation artérielle. Mais si on ne pouvait demander plus au sphygmographe, séparé du vaisseau par la peau et les tissus sous-cutanés, on pouvait exiger davantage d'un appareil qui est en contact direct avec le courant d'air dont il doit apprécier les qualités. En un mot, si on ne pouvait demander au sphygmographe de mesurer la quantité de sang qui passe dans l'artère, d'être un hémomètre, l'anapnographe devait être un anapnomètre. Il fallait, pour cela, que les écarts de la valve fussent proportionnels aux quantités d'air écoulé, c'est-à-dire au débit. Or, un débit étant une résultante (le produit de l'orifice par la vitesse), si les deux facteurs croissent simultanément, le produit croîtra aussi, mais dans un rapport plus grand que l'un des deux facteurs. Ainsi, dans le cas d'une valve maintenue fixe par un ressort, mais jouant sur une surface plane, si la pression produit un écart double, vitesse et orifice croissant ensemble, le débit deviendra beaucoup plus de deux. Autrement dit, dans ces conditions, la valve n'a pas besoin de s'écarter comme deux pour livrer passage à une quantité double.

Pour obtenir ces écarts proportionnels aux débits, il fallait donc disposer au sommet de l'appareil *une surface calculée de telle sorte qu'à chaque position de la valve correspondît un orifice de sortie de l'air donnant un débit proportionnel à l'écartement,* c'est-à-dire laissant passer 1, 2, 3 volumes d'air, lorsque la valve est écartée comme 1, 2, 3. Le calcul apprend que ces orifices ne sont autres que les racines carrées des écartements; c'est d'après ces données que nous avons construit la courbe de forme parabolique que l'on voit à la partie supérieure interne.

Les parois latérales de la boîte étant en contact presque immédiat avec les bords de la valve, le seul orifice d'entrée ou de sortie de l'air se trouve à la partie supérieure, mesuré entre le bord libre de la valve et les points correspondants de la courbe. Nous avons vu que dans ces conditions la valve était obligée de faire des chemins égaux pour des débits égaux. La hauteur des distances verticales ou ordonnées ne sera donc pas seulement proportionnelle à la pression de l'air, mais aussi à sa quantité; et si, comme nous allons le voir, on tient compte de la durée de l'écartement, on aura un total qui indiquera le volume d'air à chaque inspiration et expiration.

Cette courbe est donc la partie importante de l'anapnographe, c'est elle qui en fait un spiromètre.

Le poids très-faible des organes que l'air doit déplacer pour pénétrer la poitrine ou en sortir, la délicatesse exquise de la suspension que le plus léger courant d'air influence, enfin la sensibilité parfaite du ressort, permettent aux plus légères modifications de se traduire par un mouvement très-appréciable, tandis que les dimensions proportionnées du tube et le peu de résistance du ressort laisseront respirer dans l'anapnographe aussi librement que s'il n'existait pas.

Nous avons considéré jusqu'ici l'anapnographe à l'état statique, si je puis m'exprimer ainsi ; il nous reste à l'étudier à l'état de mouvement, à l'état dynamique.

L'appareil étant monté par la clef M, et une bande de papier introduite par la fente qui se trouve au-dessous de la colonne, on appuie le doigt sur le levier N ; aussitôt le papier est mis en mouvement par un rouleau qui imprime chemin faisant une série de petites dépressions sur la ligne médiane correspondant à la position verticale ou de repos de la plume, tandis que celui-ci, traduisant les mouvements de la valve animée par les courants d'air de la respiration, décrit des courbes de chaque côté de la ligne pointée, au-dessus pour l'expiration, au-dessous pour l'inspiration.

Cette ligne pointée est très-importante. En effet, chaque courant d'air étant représenté par une anse, comme on peut le voir dans le tracé figuré ci-dessous, la ligne pointée forme pour ainsi dire le trait de démarcation, c'est la ligne des zéros.

Voici maintenant l'interprétation du tracé :

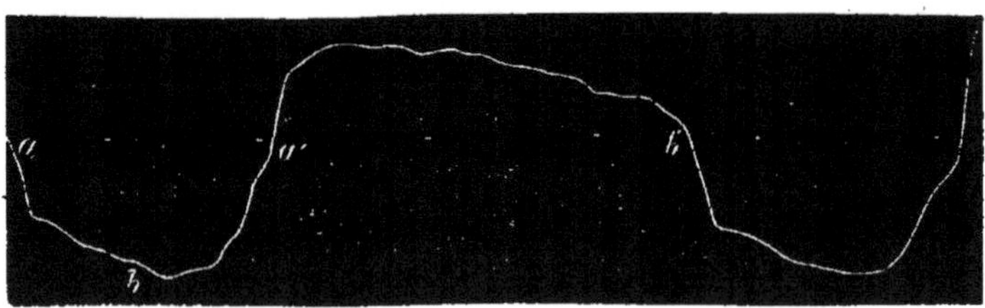

Fig. 5.

Les anses nous offrent à considérer deux choses : 1° la configuration de la ligne qui délimite la surface ; 2° l'étendue de cette surface.

La configuration de la ligne qui délimite la surface nous indique les variations de pression et de vitesse du courant d'air.

Cette ligne, qui traduit le passage d'un courant d'air inspiratoire ou expiratoire, présente, comme la ligne qui traduit la pulsation artérielle dans le sphygmographe, trois directions bien marquées : ascensionnelle d'abord, elle se continue plus ou moins longtemps en forme de plateau, pour redescendre à la ligne des zéros marquée par les petites dépressions que trace le rouleau. Elle franchit ensuite cette ligne des zéros, pour inscrire de l'autre côté une nouvelle anse qui exprimera un courant d'air en sens inverse. Ainsi, dans ce tracé, l'anse inférieure *a b a'* indique l'inspiration, l'anse supérieure *a' b'*, l'expiration.

Les distances verticales ou ordonnées sont proportionnelles non-seulement à la pression exercée sur la valve par le courant d'air, mais encore à la quantité de ce courant ; tandis que les distances horizontales ou abscisses nous indiqueront la durée du courant d'air, considération importante dans l'emphysème où la courbe de l'expiration acquiert en longueur ce qu'elle perd en hauteur. L'air met en effet plus de temps à sortir de la poitrine lorsqu'il en est chassé avec moins de force.

Une ligne horizontale très-courte coïncide quelquefois avec la ligne des zéros, elle indique alors un repos. Ces repos, ou pauses, se manifestent en général irrégulièrement.

Enfin avant de passer à l'étude de la surface, disons encore un mot de la ligne qui la circonscrit. Cette ligne présente, dans l'expiration surtout, de petites ondulations très-apparentes.

Ces ondulations, qui donnent à la courbe de l'expiration un aspect mamelonné, sont dues, ainsi que l'ont démontré plusieurs auteurs, à l'influence des battements du cœur sur la respiration. — Voyez ch. v, p. 67.

La surface inscrite est proportionnelle aux volumes d'air qui déplacent la valve pour entrer ou sortir de la poitrine.

Cette proposition découle de ce que nous avons dit de la forme parabolique que présente la boîte à sa face supérieure interne et de la régularité parfaite (1) du mouvement d'horlogerie qui déroule le papier. On évalue facilement la surface en comptant le nombre de carrés inscrits.

Les bandes de papier ont 50 c. de longueur, elles franchissent l'appareil en 30 secondes; si on veut connaître la fréquence de la respiration par minute, il suffira donc de doubler le chiffre qui se trouve dans le tracé ou d'en prendre deux consécutifs.

(1) Le rouage part brusquement et s'arrête de même, la vitesse est toujours uniforme.

Au moment de se servir de l'anapnographe, il faut s'assurer que la position verticale de la plume coïncide bien avec les petites dépressions tracées par le rouleau, — que le bouton B est bien tout à fait en haut, enfin, que la vis H qui règle la pression de la plume sur le papier ne lui permet d'appuyer que le plus légèrement possible; dans ces conditions, 16 carrés inscrits représentent un demi-litre d'air (1).

Voilà le jeu de l'anapnographe pour la respiration normale. Mais lorsqu'on veut connaître la valeur des puissances inspiratrices ou expiratrices on fait (*la plume étant au repos*) glisser le petit bouton B jusqu'à l'extrémité de la fente en B'. Dans ces conditions la force du ressort devient beaucoup plus considérable et 4 carrés inscrits = 1 litre d'air. Dans toutes ces manœuvres, aussi bien pour mesurer le maximum des puissances respiratoires que pour obtenir le tracé de la respiration normale, nous faisons respirer par le nez. J'exposerai en détail, ch. VI, p. 75, les raisons anatomiques et physiologiques qui nous ont fait choisir cet organe pour réunir l'anapnographe aux voies respiratoires; il ne sera question à la fin de ce chapitre que des raisons pratiques.

Les embouts qui s'adressent à la bouche sont pour la plupart des tubes aplatis placés entre les lèvres; suivant que le sujet en expérience saisira plus ou moins bien son tube, suivant qu'il sera plus ou moins habile, il enverra une quantité d'air très-différente. Comment

(1) Le carré = 16 millim. carrés.

obtenir ces manœuvres chez des malades en proie à la prostration, chez des personnes peu dociles, chez de jeunes enfants? Ils souffleront de chaque côté du tube, mais non par son intérieur.

On pourrait alors se servir d'une sorte d'entonnoir elliptique à grand diamètre transversal, et s'appliquant sur la partie cutanée des lèvres; mais on rencontre des difficultés causées par la présence de la barbe. De plus, le sujet ouvrira plus ou moins les lèvres, ce qui exerce une certaine influence sur le tracé, influence qui n'est pas à redouter avec la respiration par le nez.

Pourquoi s'adresser à la bouche lorsqu'on veut étudier la respiration normale? Il n'y a aucun avantage au point de vue de la facilité des manœuvres, loin de là. Pour appliquer un embout à la bouche on se trouve en présence de répugnances très-légitimes si on songe aux inconvénients de propreté et aux dangers de contagion si fréquents par cette voie. De plus, il faut fermer le nez! manœuvre aussi désagréable pour le sujet en expérience que pour l'opérateur. Enfin, dernière considération, et elle a sa valeur lorsqu'il s'agit de chiffrer le volume des courants respiratoires, les embouts que l'on introduit entre les lèvres laissent échapper de l'air par les commissures. Circonscrira-t-on tout à la fois la bouche et le nez? On rencontre alors de grandes difficultés de construction.

Dans leurs mémorables recherches sur la quantité d'acide carbonique exhalé par le poumon, MM. Andral et Gavarret se servaient d'un embout très-bien exécuté, en ce sens, qu'il permettait de recueillir exactement toute la quantité d'air expiré, mais ses dimensions sont considérables (ce sont celles des diamètres fronto-mentonnier et bijugal).

Pourquoi circonscrire tout à la fois la bouche et le nez, puisque nous respirons habituellement la bouche fermée.

En s'appliquant seulement au nez notre petit embout — représenté ci-dessous et dans le dessin de l'anapnographe, voyez fig. 2 — pare à tous ces inconvénients.

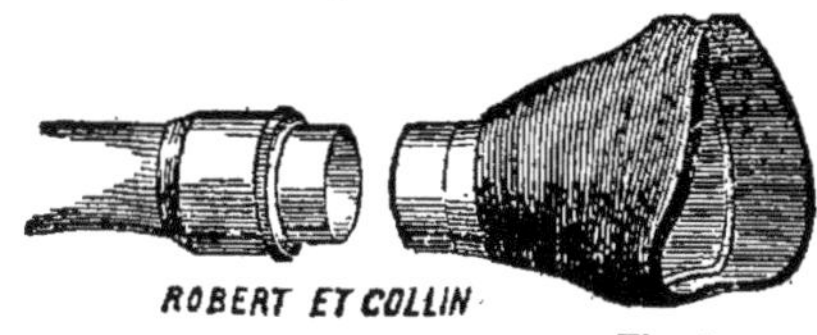

Fig. 6.

On n'a plus à redouter la répugnance qu'éveille un embout introduit dans la bouche, la fermeture hermétique s'obtient très-facilement, il suffit d'appuyer légèrement de chaque côté de la racine du nez, enfin, et c'est là son principal mérite, *on peut recueillir le tracé de la respiration sans que le sujet sache de quoi il s'agit*, nous évitons au contraire de l'avertir. La bouche étant fermée on applique l'embout sur le nez ; lorsque la respiration paraît s'exécuter avec son rhythme habituel, on fait partir le mouvement d'horlogerie (1).

(1) Lorsque la respiration par le nez ne suffit plus et qu'on se trouve en présence d'une anhélation pathologique, on pourra alors se servir d'un embout circonscrivant tout à la fois la bouche et le nez.

CHAPITRE III.

De la respiration. — Définition de M. Dumas. — Les phénomènes physiques de la respiration dans le poumon peuvent se dédoubler en phénomènes acoustiques (auscultation), phénomènes dynamiques perçus par l'anapnographe : 1° fréquence de la respiration, 2° intensité des courants inspiratoires et expiratoires, 3° leur durée absolue et relative, 4° leur appréciation quantitative, 5° leur forme propre. — Plan de ce travail.

Qu'il pénètre l'intérieur du corps, sous la forme d'ampoules plus ou moins cloisonnées, comme les poumons, s'étale au dehors à l'état de petits prolongements vasculaires constituant des branchies, circule dans l'épaisseur des chairs comme les trachées des insectes, ou se confonde avec les téguments de l'animal, l'organe pulmonaire, considéré dans son essence, est simplement une membrane réduite à une extrême minceur, et permettant un échange incessant entre le sang et l'air atmosphérique.

Le sang, qui s'use et se renouvelle sans cesse au contact de nos organes, arrive au poumon, chargé de matériaux devenus nuisibles; il ne se trouve séparé de l'air que par une membrane admirablement disposée pour multiplier les surfaces. L'échange se fait. Véritable courant excréteur, l'expiration emporte avec elle l'acide carbonique, la vapeur d'eau (1) et toutes les substances qui s'éliminent par la muqueuse pulmonaire. L'oxygène arrive avec l'inspiration.

L'acte important est donc cet échange de matériaux, le but de la fonction est donc essentiellement ce résultat.

Découverts par Lavoisier, et admirablement étudiés par ses successeurs : Dumas, Chevreul, Andral et Gavarret, les phénomènes chimiques de la respiration, au moins pour ce qui concerne l'état physiologique, nous sont connus aujourd'hui.

Le rôle du poumon, exagéré par Lavoisier qui plaçait dans cet organe le siége des combinaisons chimiques du sang et la production de la chaleur du corps, se borne à permettre l'échange gazeux.

Ainsi que l'a démontré W. Edwars, la respiration pulmonaire est un simple échange de gaz entre l'organisme et l'atmosphère : « C'est le résultat (2) de deux forces agissant en sens contraire et s'exerçant sur des matières différentes : *l'absorption respiratoire* qui introduit de l'oxygène dans l'économie animale, et *l'exhalation respiratoire* qui en élimine de l'acide carbonique. »

(1) La quantité de vapeur d'eau exhalée par le poumon n'est pas aussi grande qu'on pourrait le croire. Je montrerai, chapitre VI, p. 75, que la sécrétion lacrymale qui s'évapore sur la muqueuse nasale fournit une quantité de vapeur d'eau considérable et dont il faut évidemment tenir compte, lorsque l'on veut apprécier la valeur de la perspiration pulmonaire.

(2) Milne Edwars. *Anat. et phys. comparée*, t. I, p. 437.

A proprement parler, il n'y a donc pas de phénomènes chimiques dans le poumon, c'est au sein des organes; dans l'intérieur des capillaires, que l'économie brûle l'oxygène dont le sang s'est emparé.

Ces combinaisons chimiques, qui font de nous, suivant l'expression imagée du P. Secchi, de véritables *machines à feu*, sont le phénomène capital de la respiration.

Il y a déjà longtemps que M. Dumas l'enseignait dans ses savantes leçons.

« Cette succession lente et continue de phénomènes, qui constitue une combustion réelle, mais décomposée en plusieurs temps, où il faut voir une de ces combustions lentes sur lesquelles M. Chevreul a depuis longtemps fixé l'attention, c'est là le véritable phénomène de la respiration. Le sang s'oxygène dans le poumon; il respire réellement dans les capillaires de tous les autres organes, là où la combustion du carbone et la production de chaleur se réalisent surtout. »

Ce serait, en effet, se faire une idée bien étroite de la respiration que de considérer cette fonction comme un pur échange gazeux; autant vaudrait-il ne voir dans la digestion que l'introduction des aliments et l'excrétion de leurs résidus.

Les combinaisons chimiques du sang sont évidemment dans un rapport intime avec l'échange pulmo-

(1) Dumas. *Essai de statique chimique*, 3e édit., 1844, p. 44.

naire. « Il est facile de prévoir qu'en dernière analyse, dit M. Milne Edwars (1), l'absorption et l'exhalation respiratoires se trouvent subordonnées à la combustion physiologique qui, dans l'intérieur du corps, enlève sans cesse au sang l'oxygène dont celui-ci s'est emparé au contact de l'air, et y introduit l'acide carbonique dont ce liquide se débarrasse à son tour, en le déversant dans l'atmosphère. »

Il y aurait, sans conteste, une grande utilité à suivre chaque jour ce que devient l'échange gazeux pulmonaire sous l'influence morbide, mais les difficultés matérielles qui incombent à de semblables recherches seront longtemps encore un obstacle à leur complète réalisation.

Les phénomènes physiques de la respiration sont plus faciles à étudier.

L'air qui pénètre notre poumon dans l'inspiration et s'en échappe dans l'expiration forme un double courant, une circulation aérienne accompagnée de phénomènes physiques en tous points semblables à ceux qu'il produira, en traversant, dans les mêmes conditions mécaniques, des tubes inertes. Un premier ordre de phénomènes s'adresse à notre oreille, ce sont les vibrations qui se produisent dans la colonne d'air lorsque celle-ci rencontre certaines conditions déterminées qui mettent en jeu son élasticité.

(1) Milne Edwars. *Physiologie et anatomie comparée*, t. I, p. 482.

Admirablement étudiés au point de vue clinique les phénomènes acoustiques de notre poitrine sont devenus entre les mains de Laënnec une méthode de diagnostic de premier ordre (1).

(1) Bien des médecins critiquent à tort l'étude des causes et du mécanisme des phénomènes acoustiques de la poitrine. Ils traitent de puériles et spéculatives ces recherches, qui ont pour but de reproduire artificiellement sur des tubes inertes les bruits normaux ou pathologiques observés sur les tubes vivants. La physique enseigne les conditions mécaniques, on les pratique sur des tubes inertes simulant la bronche ou le vaisseau, et à volonté on fait paraître ou cesser soit un bruit vasculaire, soit un bruit de la respiration. N'est-on pas en droit de conclure à l'analogie des phénomènes, et n'est-ce pas la voie indiquée par Cl. Bernard pour arriver à la connaissance de la vérité? *L'hypothèse confirmée par l'expérimentation.* Vibrations d'un fluide qui traverse un orifice rétréci (veine fluide) ou qui se brise contre une arête tranchante (biseau du sifflet), intensité croissant avec la vitesse, diminuant avec la viscosité ; modifications par des corps étrangers surajoutant leurs vibrations propres à celles du fluide (mucosités dans les bronches, fausses membranes dans les vaisseaux, etc.); transmission plus facile à travers des éléments plus homogènes ou plus denses, renforcement du son dans des cavités jouant le rôle de *caisses de renforcement,* tout le côté physique de l'auscultation est là, et avec ces notions de physique élémentaire on peut se rendre compte de tous les phénomènes observés : ce sont ces mêmes variables qui reviennent sans cesse avec des proportions différentes, suivant les cas, et qu'il est très-facile de reproduire artificiellement. Cette étude n'est pas aussi spéculative qu'elle le paraît. La connaissance exacte de la cause et du mécanisme d'un signe physique ne donne-t-elle pas, dans bien des cas, la mesure de sa valeur, soit pour le diagnostic, soit pour le pronostic!

Ce qui a surtout contribué à jeter de la confusion dans cette question des causes et du mécanisme des bruits pulmonaires ou circulatoires, c'est que l'on n'a pas tenu compte des enseignements de la physique, comme si, au point de vue acoustique, il pouvait y avoir une différence entre un tube vivant et un tube

A côté des phénomènes physiques qui constituent l'auscultation il en est d'autres, les seuls dont nous ayons à nous occuper ici, qui accompagnent cette circulation aérienne et représentent le côté mécanique de la fonction.

Les courants d'air de la respiration ne nous intéres-

inerte. Chaque médecin est arrivé avec une explication le plus souvent en désaccord avec les lois élémentaires de la physique. C'est M. Chauveau, le premier, qui a donné une explication véritable des phénomènes d'auscultation, en démontrant que le sang ou l'air de notre respiration entrent en vibration en passant brusquement d'une partie rétrécie dans une partie plus large. Cette théorie de la *veine fluide* n'était pas applicable cependant à tous les cas et ne pouvait nullement expliquer, ainsi que je l'ai démontré, l'intensité et le mode de propagation spéciale du bruit de souffle des insuffisances valvulaires ou du bruit expiratoire. L'aorte, insuffisante, de même que la glotte, présentent aux courants en retour (ondée de l'insuffisance, courant expiratoire) des arêtes rigides dont la disposition anatomique rappelle tout à fait le *biseau du sifflet;* le bruit se produit, dans les deux cas, comme dans un sifflet ; la propagation du son se fait d'après les mêmes lois (en sens inverse du courant).

On a objecté à ma théorie du biseau la persistance du bruit expiratoire chez les personnes trachéotomisées ; mais il est bien évident que le bruit expiratoire persisterait aussi chez l'animal si on pratiquait sur lui la trachéotomie comme on la pratique chez l'homme.

Tandis que sur l'animal on sectionne transversalement la trachée pour l'attirer ensuite au dehors afin de se débarrasser complétement de l'influence de la glotte, chez l'homme on fait une simple incision à la face antérieure de la trachée, et c'est par cet orifice rétréci, sorte de glotte artificielle, que l'air pénètre en sifflant. Si l'on introduit la petite canule d'argent, son rebord inférieur ne jouera-t-il pas le rôle de biseau pour le courant expiratoire? Si on l'enlève, l'air sortira par la petite plaie, mais aussi par la glotte, où il retrouvera une cause de vibration.

sent pas seulement par les sons variés qu'ils produisent en traversant la glotte ou en pénétrant l'alvéole pulmonaire, mais ils nous offrent une étude plus complexe ; ce sera le but de l'anapnographe qui aura à apprécier les courants d'air de la respiration au point de vue :

1° De leur fréquence ;

2° De leur intensité ;

3° De leur durée absolue et relative ;

4° De leur volume ou quantité ;

5° De leur forme spéciale.

La fréquence des mouvements de la respiration s'appréciera facilement, le papier se déroulant très-uniformement, ainsi que l'on peut s'en assurer, le départ est brusque et l'arrêt aussi. On vérifie l'exactitude de la marche en imprimant sur le papier un petit point à intervalles de temps égaux ; on fait facilement cette expérience de la manière suivante : au moyen de la vis H on écarte le petit levier Y, de façon que la plume ne touche pas le papier ; on appuie alors sur cette dernière toutes les 5 secondes, par exemple, les petits points doivent se trouver à intervalles égaux (1).

(1) Malgré leur aridité, je signalerai chaque fois les moyens de contrôler l'appareil ; je serai heureux que l'on veuille bien les pratiquer et me signaler les défauts qui m'échapperont inévitablement. Quels que soient le soin et le temps que l'on consacre à une œuvre, il faut toujours avoir présente à l'esprit cette parole de Sénèque, empreinte d'une si haute sagesse : « Multum restat adhuc operis multumque restabit, nec ulli nato post mille secula præcludetur occasio aliquid adjiciendi. »

La bande de papier de 50 cent. se déroule en 30 secondes, il suffit donc de doubler le chiffre des respirations inscrites pour en connaître la fréquence à la minute.

Intensité. — On peut facilement apprécier l'intensité des mouvements respiratoires : elle est proportionnelle, ainsi que nous l'avons vu, à la hauteur des distances verticales ou ordonnées. (Par intensité on entend la pression qu'exerce sur la valve le courant d'air qui veut entrer ou sortir de la poitrine). On peut voir dans le tracé fig. 5 qu'elle n'est pas la même pour l'inspiration et l'expiration ; brusque dans l'expiration où elle atteint d'emblée son maximum, elle va au contraire en croissant jusque vers le milieu de l'inspiration (voir tracé fig. 5).

Cet aspect n'a lieu que dans l'état normal. Lorsque la respiration est précipitée sous l'influence d'une anhélation physiologique ou maladive, l'appel d'air est brusque comme la sortie et il se forme un crochet.

C'est ici que viendrait se rattacher l'étude de la dynamométrie pulmonaire, c'est-à-dire de l'étendue des puissances inspiratrices et expiratrices ; mais, comme cette étude constitue un point très-important, faisant à elle seule une méthode à part comme la spirométrie, nous en parlerons plus au long dans le chapitre IV ; je ne fais ici que signaler les indications anapnographiques.

Durée. — Le mouvement d'horlogerie déroule le papier avec une vitesse très-uniforme, nous pourrons donc apprécier exactement la durée des mouvements de la respiration. Les deux mouvements réunis donnent la fréquence de la respiration ; mais, prise isolément, la durée relative de chacun d'eux offre un grand intérêt. Cette durée relative, qui est toujours en sens inverse de l'indication précédente, c'est-à-dire de la pression exercée sur la valve, indique la vitesse et par suite la facilité avec laquelle le poumon se dilate ou se vide.

Volume. — Nous avons dit que le but de l'anapnographe était surtout d'ajouter aux indications des appareils enregistreurs, celles non moins précieuses des spiromètres. En effet, tel que nous l'avions d'abord construit, l'anapnographe n'était qu'un appareil enregistreur semblable aux sphygmographes : il traduisait par une ligne les variations de pression et de vitesse du courant d'air soumises à son contrôle, comme les sphygmographes traduisent la pulsation artérielle.

Mais on devait exiger davantage d'un appareil enregistreur de la respiration. C'est dans ce but que nous avons construit la surface parabolique qui se trouve à la partie supérieure de la boîte (Voy. page 24, fig. 3).

En vertu de cette disposition particulière les surfaces inscrites sont proportionnelles aux volumes d'air inspiré ou expiré.

Voici le moyen de contrôler la valeur de l'anapnographe comme spiromètre. On pratique sur l'une des faces d'un tonneau une ouverture que l'on ferme ensuite avec un bouchon traversé par quatre tubes égaux, tandis que la face opposée est reliée à l'anapnographe par un tube coudé. On place le tonneau verticalement et on l'emplit d'eau. Si l'on débouche un des quatre tubes qui se trouvent à la partie inférieure, l'eau en s'écoulant appellera de l'air qui, pour entrer dans le tonneau, sera obligée de traverser l'anapnographe; or, les quatre tubes étant égaux, si on les débouche successivement, il y aura 4 appels d'air qui seront entre eux comme 1, 2, 3, 4, et la plume devra les traduire par quatre écartements égaux entre eux. Autre expérience : on emplit des vases de capacités différentes, les surfaces inscrites par l'anapnographe devront toujours être proportionnelles à la capacité de ces vases.

Il faut avoir soin d'opérer avec des niveaux peu différents dans le tonneau, c'est-à-dire faire des expériences courtes, et remplir après chacune, autrement on aurait des variations de niveau qui détermineraient des causes d'erreur.

Forme. — Enfin une dernière considération que nous présente un tracé de la respiration c'est l'étude de la forme, de la physionomie particulière de chaque courbe; cette forme est la résultante de toutes les impressions perçues par la valve, elle est très-utile à étudier. « Le but que nous avons poursuivi dans la construction de notre sphygmographe, dit M. Marey (1), est le suivant :

(1) Marey. *Physiologie médicale de la circulation*, p. 183.

enregistrer les pulsations d'une artère, non-seulement avec leur fréquence, leur régularité et leur intensité relative, mais avec la *forme* propre à chacune d'elles.» Nous chercherons donc aussi dans nos tracés, après avoir tenu compte des indications que nous venons de passer en revue, cette forme qui dans quelques affections peut devenir jusqu'à un certain point pathognomonique et comme la caractéristique d'une lésion.

Les tracés de la respiration ont une physionomie différente suivant les cas, mais il ont aussi des caractéristiques constantes, ainsi la fin de l'expiration est toujours un peu mamelonnée; ce caractère reparait plus ou moins marqué dans tous les tracés et avec des appareils très-différents; ainsi on le voit aussi bien dans le tracé, fig. 1, obtenu avec le pneumographe de M. Marey, que dans le tracé fig. 5 fourni par l'anapnographe.

Ces petites ondulations, qui se retrouvent à chaque mouvement expiratoire chez tous les sujets, sont dues, ainsi que l'ont signalé plusieurs auteurs, à l'influence des battements du cœur sur la respiration. Nous entrerons dans quelques détails à ce sujet chap. v.

Cet aperçu rapide des indications que peut fournir l'anapnographe suffira, je l'espère, à montrer l'application utile de cet appareil au diagnostic des affections de la poitrine, soit pour les reconnaître à leur début, soit pour en constater la gravité une fois déclarées.

Mais une étude de pathologie ne saurait être que la conséquence d'une étude de physiologie normale.

Comment apprécier le trouble fonctionnel, si l'on n'a chiffré au préalable les écarts que peut se permettre, une fonction sans sortir du cadre de son jeu régulier?

Sans doute la ligne de démarcation est peu tranchée entre l'état sain et l'état morbide. La physiologie normale se continue insensiblement avec la physiologie pathologique, et ce qui serait pour l'un un état maladif confirmé, est encore pour cet autre un état compatible avec la santé.

L'état sain et l'état morbide n'existent pas toujours comme deux entités, représentant le premier une affirmation, le second une négation. Mais ils se manifestent au médecin par un ensemble de signes alarmants ou rassurants suivant qu'ils se groupent dans un sens ou dans l'autre.

Il nous faudra donc étudier tout d'abord cet ensemble de signes chez l'homme en santé. Nous noterons ensuite avec soin les modifications que viennent apporter dans ce type respiratoire normal les variables telles que l'âge, le sexe, la taille, etc.

Mais, avant d'entrer de plein pied dans l'étude de la physiologie médicale par l'anapnographe, j'ai cru devoir réunir sous des chapitres spéciaux quelques considérations critiques sur la spirométrie, en résumant brièvement les opinions des auteurs qui se sont occupés de cette méthode de diagnostic, et sur la dynamométrie pulmonaire, méthode moins connue, mais non moins importante.

Je consacrerai un chapitre à l'étude des rapports des poumons et du cœur, parce que les battements de cet organe entraînent des modifications particulières dans les tracés de la respiration. Enfin je terminerai cette première partie par quelques aperçus nouveaux sur les voies respiratoires. On a considéré jusqu'ici la respiration par le nez et la respiration par la bouche comme peu différentes; c'est là une véritable erreur.

La respiration par la bouche entraîne de graves inconvénients, celle par le nez, au contraire, présente des avantages incontestables, que je chercherai à faire ressortir chapitre VI, page 75, en démontrant le rôle des larmes dans la respiration et le mécanisme fort simple de la progression de ce liquide dans le canal nasal.

CHAPITRE IV.

De la spirométrie. — De la capacité respiratoire, capacité vitale, capacité absolue. — Volumes respiratoires, divisions d'Hutchinson. — Meilleur moyen de pratiquer l'examen spirométrique. — Considérations sur le jeu de l'élément élastique. — Dynamométrie pulmonaire.

Nous avons vu, chapitre Ier, page 13, que bien avant la découverte de l'auscultation, on avait cherché à évaluer le volume d'air qui traverse les poumons pendant la respiration; c'est qu'on entrevoyait déjà dans cette étude une source d'indications précieuses pour reconnaître les affections de la poitrine dont le diagnostic est parfois si difficile.

Depuis les remarquables travaux d'Hutchinson, la spirométrie a été érigée en méthode de diagnostic; elle a ses lois comme l'auscultation, et si elle n'est pas aussi répandue que cette dernière, cela tient surtout aux difficultés matérielles dont sa pratique est parfois entourée.

Tous les auteurs de spiromètres et ceux plus nombreux qui se sont occupés de recherches spirométriques, à part quelques divergences de détails, sont d'accord sur les points principaux. La loi posée par Hutchinson, que la capacité respiratoire vitale croît avec la taille, quelle que soit du reste la participation du tronc à cet accroissement, a été presque généralement confirmée.

« Dans les applications que j'ai faites du compteur à gaz à l'homme sain, dit Bonnet, j'ai été conduit à reconnaître la justesse des observations d'Hutchinson sur le rapport de la capacité pulmonaire avec l'âge et la taille. D'après ces observations, traduites en mesures françaises et exprimées en nombres ronds, on peut dire que de vingt à trente-cinq ans, le maximum de la capacité pulmonaire est, pour une petite taille, de 3 litres ; pour une taille moyenne, de 3 litres 1/2 ; pour une grande taille de 4 litres. Si le sujet dépasse trente-cinq ans, il faut retrancher du chiffre obtenu d'après la considération de la taille, autant de fois 33 millilitres que le nombre de ses années s'élève au-dessus de trente-cinq. »

En pathologie, la diminution de la capacité vitale a toujours été signalée dans presque toutes les affections de la poitrine, emphysème, phthisie, etc., il n'y a pas de dissidences à cet égard.

Je ne puis mieux, du reste, résumer les recherches spirométriques qu'en reproduisant ici les conclusions du remarquable travail de M. Hecht.

« 1° La capacité pulmonaire vitale ne varie pas sensiblement chez les personnes qui se trouvent dans des conditions identiques de taille, d'âge, de sexe.

2° Toute personne qui ne jouit pas de la capacité pulmonaire vitale que comporte sa taille, et chez laquelle cette diminution n'est pas expliquée par l'âge, le sexe

(1) Comptes-rendus de l'Académie des sciences, 1856, p. 826, t. 42.

ou une obésité trop considérable, nous sommes très-disposé à la considérer comme affectée d'une maladie de poitrine, ou du moins comme infiniment prédisposée à en contracter une.

» 3° Dans la phthisie pulmonaire, le spiromètre donne des indications précieuses à une époque où les autres modes d'investigation n'apprennent rien.

« 4° Tout en appréciant à leur juste valeur la percussion, l'auscultation, etc., nous croyons que la spirométrie, adoptée dans le diagnostic des maladies de poitrine, y rendra de signalés services. »

Deux faits très-curieux mirent Hutchinson sur la voie des modifications produites par la phthisie pulmonaire dans la capacité respiratoire vitale.

Les voici, tels que M. le professeur Lasègue les rapporte dans sa revue critique de la spirométrie (1) :

« Le premier malade sur lequel Hutchinson ait fixé son attention réunissait les conditions les plus favorables à un semblable examen. C'était un Américain colossal venu à Londres disputer le prix d'une lutte : il était d'une taille de près de 7 pieds et dans toute la puissance de la santé; sa capacité respiratoire était de 434 pouces cubes. Après avoir remporté le prix, il mena une vie oisive et dissolue, et deux ans plus tard (novembre 1844), sa capacité vitale n'était plus que de 390; on ne constatait d'ailleurs aucun signe de lésion thoracique, et l'au-

(1) *Archives générales de médecine*, 1856, p. 472.

torité d'Hutchinson en pareille matière est au-dessus de toute contestation.

« A la fin de décembre 1844 elle était descendue à 320. Cet homme succomba en 1845 aux suite d'une tuberculisation pulmonaire subaiguë.

« Un fait d'une autre nature, mais non moins caractéristique, témoignait de l'utilité et de l'appareil et de son application à la pathologie.

« Un homme est examiné, il jouit d'une santé irréprochable, mais la mesure de sa capacité vitale est de 47 pouces cubes au-dessous du chiffre normal. L'auscultation ne révèle pas le plus léger trouble des fonctions respiratoires. Trois jours après, cet homme succombe accidentellement, et on trouve au sommet du poumon gauche un dépôt de tubercules miliaires qui avait l'étendue de plus d'un pouce carré. »

Fabius, Simon, Wintrich, Hecht, Schutzenberger, Bonnet de Lyon, etc., ont tous signalé la diminution de la capacité respiratoire vitale comme une des conséquences de la phthisie pulmonaire, et ils insistent sur l'utilité de l'examen spirométrique pour le diagnostic de cette terrible maladie.

Plus récemment, en 1864, à l'aide d'un spiromètre moins volumineux et plus commode que celui d'Hutchinson, M. Faivre (de Lyon), dont j'étais alors l'interne, recueillit de nombreuses observations dans un hôpital qui mériterait bien aussi le nom de *for consomption.*

Placé presque au centre de cette population agglomérée et souffrante qui fabrique la soie, l'hôpital de la Croix-Rousse, à Lyon, reçoit chaque année un grand nombre de phthisiques; chez tous nos malades la diminution de la capacité respiratoire était très-évidente.

Mais c'est surtout pour reconnaître la phthisie, à son début, que le spiromètre offre une utilité incontestable.

« Où le spiromètre trouve sa véritable application, dit M. le professeur Lasègue, c'est quand il s'agit de redresser un diagnostic menaçant, mais qui repose sur une crainte erronée. Là il constitue peut-être le plus sûr contrôle, et les cas dans lesquels on peut s'estimer heureux d'y recourir ne sont rien moins que rares. »

Schneevogt souhaite de voir l'emploi du spiromètre se répandre dans les hôpitaux, dans les conseils de révision, les compagnies d'assurances sur la vie, etc., etc. La spirométrie, dit-il, permet de reconnaître la phthisie tout-à-fait à son début, avant l'apparition d'aucun autre signe; elle permet de constater la maladie une fois qu'elle s'est déclarée, d'en suivre les progrès, etc.

Avant d'entreprendre la critique des méthodes spirométriques usitées aujourd'hui, je crois utile d'entrer dans quelques détails au sujet des divers volumes d'air que contiennent nos poumons à des états différents. Nous suivrons Hutchinson pas à pas; les divisions établies par ce célèbre médecin jettent un grand jour dans cette étude et nous permettront de mieux saisir les avantages et les défauts des manœuvres spirométriques.

Lorsqu'on plonge la tête d'un cadavre dans une cuve remplie d'eau et qu'on pratique une ou plusieurs ouvertures sur les paroies thoraciques de manière à permettre à l'air extérieur de pénétrer la cavité pleurale, on voit sortir de la bouche du cadavre, sous forme de bulles, une certaine quantité d'air. On a conclu, et avec juste raison, de cette expérience aujourd'hui vulgaire et déjà bien ancienne, que le poumon contenait de l'air même après la mort.

Cet air, qui pénètre la poitrine, à notre première inspiration, fait pour ainsi dire partie constituante de l'organe pulmonaire, nous ne saurions l'en chasser pendant la vie par les efforts les plus considérables, il reste encore dans nos poumons même après le dernier soupir.

Hutchinson l'appelle *residual air*.

Il désigne, au contraire, sous le nom de *respiratory air*, celui qui circule dans la poitrine pendant la respiration normale.

Mais entre cet air respiratoire et celui qui fait partie intégrante de l'organe pulmonaire, le *residual air*, il y a un intermédiaire ; ainsi : à la suite d'une inspiration normale, au lieu de laisser nos poumons rendre l'air qu'ils viennent d'aspirer, nous pouvons, par la volonté, prolonger l'inspiration et faire pénétrer dans notre poitrine un volume d'air encore très-considérable. Cet air introduit par un effort musculaire après l'inspiration normale, Hutchinson l'appelle *breathing air* (1), de

(1) *Breathing air* signifie air d'aspiration.

même qu'il désigne du nom de *reserve air*, celui qu'il nous est possible d'expulser après l'expiration ordinaire.

Ces trois derniers volumes d'air, *respiratory*, *breathing*, *reserve*, sont donc sous l'influence de la vie, ils constituent un ensemble qui correspond à une certaine activité vitale du thorax, qui doit les admettre dans son intérieur.

A l'espace représenté par ces trois volumes d'air, Hutchinson donne le nom de *vital respiratory capacity*. En y ajoutant le *residual air* qui ne change pas, on aurait la capacité absolue, moins intéressante pour le médecin puisqu'elle n'est pas comme la capacité vitale sous la dépendance de la vie physiologique ou pathologique (1).

La capacité respiratoire vitale est donc celle qu'il importe d'étudier.

On pratique l'examen spirométrique de deux manières :

La première consiste à faire pénétrer dans la poitrine par une inspiration profonde une quantité d'air aussi grande que possible pour l'envoyer ensuite dans le spiromètre, en prolongeant son expiration jusqu'aux dernières limites, c'est-à-dire jusqu'à ce que le besoin

(1) Le *residual air* ne change pas, quantitativement parlant, mais il est évident que tout l'air contenu dans la poitrine est sans cesse renouvelé, non-seulement par suite des mouvements thoraciques, mais aussi en vertu de la *diffusion des fluides*.

d'inspirer soit devenu tellement impérieux que l'on soit obligé de se retirer de l'appareil.

La seconde manière consiste à faire faire plusieurs expirations normales successives dont on prend la moyenne. On obtient ce résultat avec le pneumomètre de Bonnet en faisant inspirer par le nez, expirer par la bouche. Le chemin parcouru à chaque expiration par l'aiguille, indique les volumes d'air correspondants.

La première méthode donne la capacité respiratoire vitale maximum, la seconde indique la capacité respiratoire ordinaire.

Ces deux manières de pratiquer l'examen spirométrique exigent certaines précautions.

Dans la première, pour donner après une inspiration maximum toute la quantité d'air que peuvent expulser les poumons, il faut, si l'on veut me permettre cette comparaison, faire quelque chose d'analogue au sauteur qui va franchir d'un bond une distance considérable, il y a une sorte *d'élan* à prendre, et cela non-seulement pour faire pénétrer dans la poitrine une quantité d'air plus considérable, mais surtout pour calculer le jeu des puissances expiratrices, de façon que le besoin d'inspirer n'arrive que le plus tard possible.

La manière de placer le tube entre les lèvres pour ne rien laisser perdre de chaque côté est encore une difficulté, quelquefois même une impossibilité chez des malades affaiblis, des enfants ou des sujets peu dociles.

Les muscles des joues interviennent pour beaucoup, il y a tout un *savoir faire* à apprendre ; aussi les auteurs ont-ils signalé ce fait, qu'avec un peu d'habitude, on arrivait à donner beaucoup plus au spiromètre.

Pour éliminer ces causes d'erreur, il faut n'avoir pas à compter avec l'habileté, ou même la bonne volonté du sujet ; on obtient très-facilement ce résultat avec l'anapnographe, voici comment : On fait prendre au bouton B la position B', c'est-à-dire qu'on le laisse descendre jusqu'à la partie inférieure de la fente. Dans ces conditions 4 carrés inscrits valent 1 litre. (Avec un papier dont chaque carré = 16 millimètres carrés.)

Une fois l'embout appliqué et le papier en marche, on excite le sujet à respirer de toutes ses forces ; on voit bien à simple inspection s'il dilate son thorax autant qu'il est en son pouvoir et *s'il souffle le plus fort possible.* Comme la bande de papier se déroule à raison de 30 secondes et que cette respiration avec effort est toujours assez lente, on n'a pas plus de 5 à 6 respirations inscrites ; *il faut même avoir soin de ne pas en obtenir davantage*, autrement le sujet n'aurait pas le temps d'emplir sa poitrine au maximum. C'est déjà du reste, en une demi-minute 5 à 6 épreuves spirométriques toutes avec leurs indications écrites ! De plus le sujet n'ayant eu qu'à respirer de toutes ses forces sans avoir aucune précaution à prendre, son tracé pourra être considéré comme représentant fidèlement sa capacité respiratoire maximum.

Suivant les cas, on peut pratiquer ces manœuvres par la bouche ou par le nez.

Mais il faut tenir compte d'une chose, c'est que la respiration par le nez a toujours une amplitude beaucoup moindre que celle obtenue par la bouche, elle est environ dans le rapport suivant. Voici les tracés :

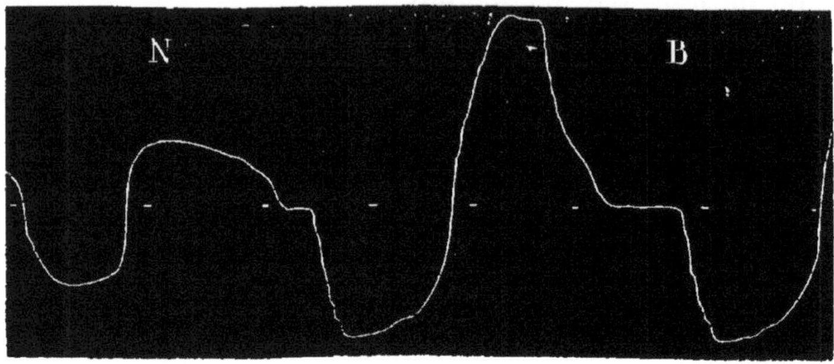

Fig. 8.

Il ne s'agit bien entendu que de la respiration à pleins poumons, la *respiration de l'effort*, nom que nous lui donnerons toutes les fois que nous voudrons étudier la capacité maximum, ou les limites des puissances inspiratrices et expiratrices.

Pourquoi cette respiration de l'effort n'a-t-elle pas la même amplitude par le nez et par la bouche?

La raison en est toute mécanique.

Lorsque nous cherchons par un effort à dilater notre thorax au maximum, si nous maintenons la bouche ouverte, l'air ne rencontrant aucun obstacle jusqu'à la glotte pénètre brusquement le poumon ; mais s'il est obligé de traverser les fosses nasales, une grande partie de la force se perdra en frottements et en changements de direction. Ascensionnel d'abord, le courant d'air vient butter contre les parois supérieures des fosses nasales pour redescendre vers la glotte; il perd donc en vitesse.

Cette perte de vitesse agit aussi par l'intermédiaire du système nerveux pour diminuer l'amplitude de la respiration.

L'air qui entre dans la poitrine plus lentement et en moins grande quantité sera plus vite saturé d'acide carbonique et demandera aussi plus tôt son expulsion. Voici par quel mécanisme.

Le rôle du poumon dans la respiration est purement physique. C'est une membrane disposée pour l'endosmose et qui se trouve soumise par conséquent à toutes les lois physiques qui régissent les phénomènes d'échanges gazeux.

Toutes les fois qu'il y a endosmose, les gaz tendent à s'équilibrer. Celui qui est à tension plus forte franchit la membrane et il la franchit d'autant plus activement que la différence de tension est plus grande.

« La quantité d'acide carbonique qui se dégage du sang est d'autant plus grande que la tension de ce gaz est moindre dans l'air dont l'appareil pulmonaire est rempli, et l'on peut de la sorte à volonté faire varier dans la proportion de 1 à 14 la quantité de ce gaz dont notre organisme se débarrasse dans l'espace d'une minute. On sait aussi que la gêne de la respiration devient d'autant plus grande que la proportion d'acide carbonique dans l'air inspiré devient plus considérable, lors même que la proportion d'oxygène ne varie pas ; et dans quelques expériences déjà anciennes, faites par Legallois en plaçant des animaux dans une atmosphère très-riche en acide carbonique, non-seulement le dégagement de ce gaz par la respiration a été annulé, mais il s'est produit un phénomène inverse, savoir, une absorption d'acide carbonique » (1).

L'air qui pénètre par les fosses nasales n'arrive au poumon que lentement et en faible quantité, de plus il y arrive saturé d'humidité (voyez chapitre VI, p. 75, le rôle de l'appareil naso-lacrymal dans la respiration), toutes conditions qui facilitent l'endosmose ; par conséquent au bout d'un temps très-court cet air sera chargé d'acide carbonique, et c'est précisément cet acide carbonique, en empêchant celui du sang de s'exhaler, qui coupe court à l'inspiration en commandant impérieusement l'expiration, ou vice versa.

On sait depuis longtemps que la présence de l'acide carbonique dans le sang agit sur le bulbe, véritable centre nerveux de la respiration, et l'impression produite sur cet organe commande les mouvements respiratoires d'une façon impérieuse. Voilà pourquoi l'air qui pénètre par le nez étant plus vite saturé d'acide carbonique exige aussi plutôt son expulsion que l'air introduit d'emblée par la bouche.

(1) Milne Edwars. *Id.*, p. 461.

Hutchinson, Wintrich, Bonnet, etc., tous les auteurs qui se sont occupés de spirométrie faisaient faire à leurs malades une inspiration aussi profonde que possible et une expiration aussi prolongée qu'ils le pouvaient. Or, il y a dans cette manœuvre deux variantes qui produiront des causes d'erreur : la première dépendra de la vitesse de l'inspiration ; celui qui aura su faire pénétrer dans sa poitrine un volume déterminé en un temps moindre aura ensuite plus de temps pour l'expulser, tandis qu'un autre qui aura employé à son inspiration un temps plus long ne pourra prolonger aussi longtemps son expiration.

En outre, est-ce que, suivant l'impressionnabilité nerveuse du sujet, la prolongation de l'inspiration, et par suite la quantité d'air envoyé ne variera pas ?

Ce qui est pour l'un un malaise très-supportable serait pour une nature plus délicate une souffrance intolérable.

Voilà pourquoi il est préférable de faire respirer à pleins poumons et sans discontinuer. Rien n'est plus facile avec l'anapnographe : on recommande au sujet en expérience de souffler de toutes ses forces et il est rare que l'on ait à renouveler l'observation, même les moins heureusement doués s'en acquittant très-convenablement. On compte alors sur le tracé l'inspiration ou l'expiration qui paraît avoir été la plus complète.

C'est le meilleur moyen de pratiquer l'examen de la capacité respiratoire vitale maximum. Je terminerai ce chapitre par quelques réflexions sur les variations de capacité respiratoire.

Lorsqu'on dit : La capacité respiratoire vitale a diminué chez l'emphysémateux, le mot vitale est très-important; en effet, d'après les divisions d'Hutchinson, si nous songeons à l'état du poumon dans cette maladie, nous le voyons gorgé d'air au point d'en éclater et de repousser les parois thoraciques, dont les *voussures* particulières ont valu à la poitrine dans cette maladie le nom de *poitrine globuleuse*. Chez l'emphysémateux la capacité absolue est donc augmentée, tandis que la capacité vitale est diminuée. C'est le *residual air* qui occupe un trop grand espace.

Chez le phthisique la diminution de la capacité vitale s'accompagne de phénomènes précisément inverses. Tandis que la poitrine devient plus volumineuse chez l'emphysémateux, elle se rétrécit, au contraire, chez le phthisique. Sonore comme un tambour chez le premier, elle devient sourde et mate chez le second ; en percutant la poitrine d'un phthisique il semble que l'on percute un mur.

La capacité vitale diminue dans ces deux maladies, mais par un mécanisme tout différent.

« Mayow, dit Richerand (1), a donné la plus juste idée de l'organe respiratoire, en le comparant à un soufflet dans l'intérieur duquel serait une vessie vide, dont le

(1) Richerand. *Physiologie*, 10e édit., t. II, p. 11.

goulot, adapté à celui de l'instrument, donnerait entrée à l'air lorsqu'on écarterait ses côtés. »

Le poumon est en effet dans la cavité thoracique comme une vessie élastique susceptible de s'écarter et de revenir sur elle-même, mais il y a solidarité entre les parois de la poitrine et l'élément élastique, à tel point qu'ils agissent l'un sur l'autre, le thorax en se dilatant entraîne pour ainsi dire à sa suite l'élément élastique, celui-ci, par son retrait, ramène le thorax à la position première.

Ce retrait, le poumon emphysémateux ne le produit plus, loin de là; les vésicules dilatées où l'air est emprisonné se présentent aux parois thoraciques comme un obstacle sur lequel elles viennent se mouler.

Au contraire, le poumon du phthisique, devenu moins souple, par suite de l'inflammation chronique dont il est le siége, ou du processus néoplasique qui l'envahit lorsqu'il est tuberculeux, ne peut plus s'étendre.

Les parois thoraciques approprient leur course à la souplesse de l'élément élastique, et si la muqueuse pulmonaire est ulcérée, *par égard pour elle*, si je puis ainsi dire, le thorax restreindra ses mouvements d'une façon instinctive.

Que d'hémoptysies sont provoquées par ces mouvements trop brusques du thorax que la muqueuse pulmonaire a dû suivre au prix d'une déchirure de ses vaisseaux!

Peu à peu la muqueuse pulmonaire revient sur elle-même, entraînée par le tissu cicatriciel ou épaissie par l'inflammation. Le thorax dont les mouvements sont proportionnés au jeu de l'élément élastique, suit ce retour, son volume diminue dans tous les sens, sauf à la partie inférieure, où les dernières côtes sont maintenues écartées par le foie dont le développement graisseux, dans cette maladie, s'oppose en ce point au retrait thoracique.

Tandis que chez l'emphysémateux la diminution de la capacité respiratoire vitale coïncide avec l'accroissement de la capacité absolue et de la capacité thoracique, chez le phthisique au contraire tout diminue.

Ainsi voilà le même fait : diminution de la capacité respiratoire vitale, qui s'accompagne de phénomènes diamétralement opposés.

Mais chez l'emphysémateux et chez le phthisique il y a une constante. Dans les deux cas, le même élément est atteint, c'est l'élément élastique dont la souplesse constitue la valeur de l'organe pulmonaire. La capacité respiratoire vitale n'est autre chose que le jeu de l'élément élastique, c'est l'étendue de sa course.

Nous n'avons pas seulement à considérer l'étendue de cette course, il nous faut aussi connaître la facilité avec laquelle elle s'exécute. C'est ce qui m'amène à parler des puissances inspiratrices et expiratrices, étude que l'on a désignée du nom de dynamométrie pulmonaire.

Nous avons vu par les différents tracés anapnographiques, que les deux mouvements alternatifs qui constituent la respiration se continuaient sans interruption. Rarement séparés par un temps de repos, ils se succèdent si brusquement que la valve passe par un trait presque vertical de l'expiration à l'inspiration. Le poumon ne posséderait donc pas comme le cœur un temps de repos.

Résultat d'un effort musculaire qui produit l'élévation des côtes, l'inspiration représente un temps de travail, mais il n'en est pas de même pour l'expiration, du moins pour l'expiration normale.

Entraîné par l'élément élastique qui revient sur lui-même dès que la tendance au vide diminue, le thorax retombe sans effort et, pour l'élément élastique, le retrait c'est le repos.

L'expiration est donc, à proprement parler, le temps passif de la respiration.

Mais ce qui constitue l'état normal des mouvements pulmonaires est loin d'être un état fixe ; à chaque instant, dans la vie physiologique, l'expiration peut devenir active, à plus forte raison dans l'état pathologique, où le second temps est quelquefois le plus laborieux.

De même que l'inspiration possède des muscles nombreux et puissants qui opèrent la dilatation du thorax, de même l'expiration tient à son service un appareil musculaire encore plus considérable.

Il nous faut donc étudier ces puissances, non-seulement pour apprécier les variations de leurs limites extrêmes, mais encore pour constater l'usage qui fait l'économie dans l'état normal, de puissances uniquement disposées pour l'effort. Ainsi, chez les animaux de trait, à l'état normal, l'expiration est comme chez l'homme uniquement sous la dépendance de l'élément élastique, mais l'excès de travail de l'animal surmené détermine chez lui un état emphysémateux du poumon et cet organe ne peut plus se vider que par un effort musculaire qui achève pour ainsi dire chaque expiration. C'est ce que les vétérinaires appellent *la pousse.*

Chez l'homme aussi, nous étudierons l'intervention à l'état calme de ces auxiliaires de la respiration ; la physionomie particulière du tracé nous l'apprendra. Il n'est pas moins important de reconnaître quelle force peuvent donner ses puissances inspiratrices ou expiratrices ; c'est là une indication précieuse et peu explorée jusqu'à ce jour.

Elle n'avait pas échappé à Hutchinson ; ce médecin cherchait à évaluer la force inspiratrice ou expiratrice en adaptant une sorte de manomètre aux narines.

Il signale surtout ce fait, que les puissances expiratrices sont beaucoup plus fortes que les puissances inspiratrices ; leur rapport serait :

		Elév. d'une col. de mercure.
Pour les hommes ordinaires	inspiration.....	58 mm.
	expiration......	80 —
Pour les hommes robustes..	inspiration.....	160 —
	expiration......	230 —

D'après ce que nous avons dit du jeu de l'élément

élastique, constituant à lui seul la capacité respiratoire vitale, il est facile de prévoir que ces indications dynamométriques s'obtiendront en même temps que la mesure de la capacité respiratoire vitale. Elles ressortiront tout simplement de la forme du tracé dans la respiration de l'effort, forme qui nous indiquera, comme dans la respiration normale, la facilité avec laquelle la poitrine s'emplit ou se vide, tandis que la surface nous apprendra le volume de l'air inspiré ou expiré.

CHAPITRE V.

Influence des battements du cœur sur les mouvements de l'air de la respiration. — Tracé des battements du cœur obtenu avec l'anapnographe. — Influence de la glotte.

Il y a quelques années, on signalait en Allemagne une expérience au moyen de laquelle on peut démontrer l'influence des battements du cœur sur l'air de la respiration.

Voici en quoi consiste cette expérience, très-simple, du reste, et facile à répéter : on plonge dans un vase plein d'eau un petit tube de verre relié aux voies respiratoires par un tube de caoutchouc. Lorsqu'on se maintient sans respirer l'extrémité du tube de caoutchouc placé entre les lèvres, on voit osciller, sur une étendue d'environ 1 centimètre, le niveau de l'eau dans le tube de verre.

Ces oscillations sont très-apparentes. Leur nombre est le même que celui des battements du cœur; si on les suit du regard en explorant le pouls avec le doigt, on voit qu'elles coïncident avec la systole artérielle; enfin, la durée du mouvement paraît être à celle du repos comme 1 est à 3, c'est-à-dire à peu près le rapport de la systole à la diastole.

Ce phénomène peut également se produire en plaçant

l'extrémité du tube en caoutchouc dans l'une des narines, la seule condition à remplir est de se maintenir sans respirer.

Suivant plusieurs physiologistes, l'élévation de la colonne d'eau dans le tube suivrait le passage du sang dans l'artère radiale. En répétant ces expériences avec M. Potain, il nous a semblé, au contraire, que l'ascension du liquide précédait très-légèrement la pulsation; mais l'observation de ce phénomène est assez délicate, parce qu'on ne peut se maintenir bien immobile et qu'il y a toujours quelques petits mouvements dans l'air de nos poumons, et aussi parce que le liquide continue souvent à osciller entre deux pulsations.

En remplaçant ce système par l'anapnographe, voici le tracé que l'on obtient et qui nous donnera l'interprétation du phénomène (voy. fig. 8).

La ligne pointée, tracée par le rouleau tracteur, indique, comme nous l'avons vu, la ligne des zéros, c'est-à-dire la position verticale de la valve; ce qui est au-dessous représente de l'air inspiré, ce qui est au-dessus, de l'air expiré.

Ce tracé ayant été obtenu pendant une immobilité complète de la poitrine, et chacun de ces petits crochets coïncidant parfaitement avec le pouls, on est en droit de conclure qu'ils expriment les mouvements du cœur. On comprend sans peine cette influence, le cœur étant enveloppé de toutes parts, sauf à sa partie inférieure, où il est en rapport avec le diaphragme, par le poumon rempli d'air. L'élément élastique, sans cesse bandé par la pression atmosphérique, suit les moindres mouvements des côtes. Que celles-ci s'écartent même très-peu, il en résultera une petite pénétration d'air dans le poumon; qu'elles se rapprochent, il en sortira. Ainsi agit le cœur : pendant la diastole, cet organe se remplit de sang et se gonfle, l'élément élastique revient sur lui-même, un certain nombre d'alvéoles se trouvent vidés de l'air qu'ils contenaient et légèrement aplatis tout autour du cœur; mais, pendant la systole, le cœur diminue brusquement de volume et tend ainsi à faire le vide entre lui et les alvéoles pulmonaires qui l'entourent; ils sont aussitôt pénétrés par l'air, qui en sort de nouveau pendant la diastole, et ainsi de suite à chaque contraction cardiaque.

C'est donc un mécanisme analogue à celui des parois thoraciques, et dans nos poumons le cœur détermine de la sorte une respiration en miniature.

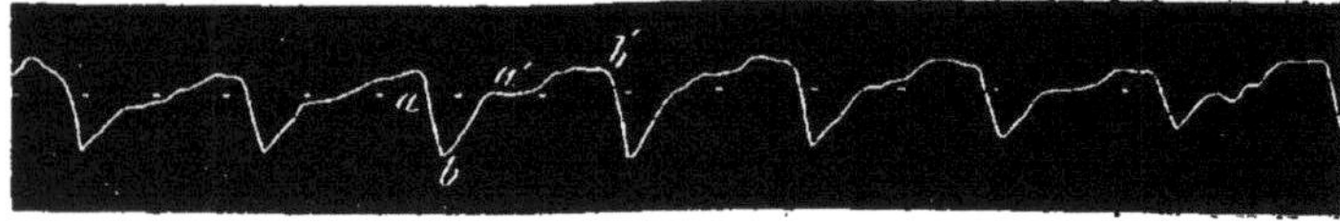

Fig. 8.

Nous voyons en effet que le tracé fig. 8 se compose d'une série de petits crochets séparés entre eux par un trait assez horizontal. Le crochet *a b a'* indique la pénétration brusque d'une certaine quantité d'air; la ligne *a' b'*, coïncidant presque entièrement avec la ligne pointée qu'elle surmonte un peu, traduit au contraire un courant de sortie beaucoup plus lent et très-faible.

En effet, lorsque le cœur se vide pendant la systole et qu'il abandonne brusquement les alvéoles qui étaient appliqués contre ses parois, ceux-ci, pour se remplir, appellent l'air des parties voisines; comme il n'éprouve aucun obstacle à sa propagation, ce mouvement se transmet jusqu'à la valve, qui s'incline alors brusquement pour laisser passer la petite quantité d'air appelé. C'est ce mouvement de la valve que la plume traduit par le crochet *a b a'* ; au contraire, la ligne *a' b'* indique un mouvement en sens inverse. Il est produit par l'air chassé des alvéoles lorsque le cœur se remplit pendant la diastole. La durée de ces deux mouvements n'est pas égale : celle du crochet, représentée par la distance *a a'*, est environ le tiers seulement de la durée du second mouvement, représenté par la distance *a' b'* ; ce rapport de 1 à 3 est aussi celui du cœur en systole au cœur en diastole.

Cette impression est transmise à la valve d'une façon instantanée. C'est la même transmission de mouvements que dans le cardiographe, où l'une des ampoules exprime sur-le-champ les sensations éprouvées par l'autre. La vitesse de transmission de ces mouvements, qui est celle du son dans l'air (340 m. par seconde), peut bien être considérée comme instantanée lorsqu'il s'agit d'une distance de quelques centimètres.

Pour que le tracé soit bien net, il faut se placer dans

l'anapnographe, la bouche ouverte, et se maintenir en *inspiration* sans laisser revenir le poumon, mais aussi *sans faire d'efforts*, manœuvre qui empêcherait le résultat de se produire en amenant l'occlusion de la glotte.

On comprend sans peine qu'un obstacle placé sur le trajet de mouvements aussi délicats viendra complètement les annuler. Si on étrangle par un fil le petit tube qui unit les ampoules du cardiographe, on fera évidemment aussitôt cesser la possibilité de transmettre un mouvement de l'une à l'autre. Ainsi agit la glotte. Il faut donc chercher à se débarrasser de son influence, ce que l'on obtient en se maintenant en inspiration, temps où la glotte est relâchée, ainsi que l'enseignait Magendie.

« La glotte est loin d'être inactive dans les mouvements d'expiration et d'inspiration, elle s'ouvre et se ferme alternativement. Sa dilatation, qui coïncide avec l'inspiration, favorise l'entrée de l'air dans les organes respiratoires; le mouvement par lequel elle se ferme arrive dès que l'expiration commence, de sorte qu'elle met toujours un certain obstacle à la sortie de l'air des poumons, et que ses bords sont toujours plus ou moins agités par la colonne expirée. Nous pouvons même, en la fermant complètement, empêcher toute issue de l'air, quels que soient les efforts des puissances expiratrices » (1).

On constate très-facilement cette influence avec l'ana-

(1) Magendie. *Physiologie*, t. II, p. 336.

pnographe. Ainsi, dès que l'on est en inspiration (et immobile, bien entendu, autrement la valve serait agitée par les mouvements respiratoires), on voit la plume osciller d'une façon isochrone avec le cœur; mais, aussitôt que l'on fait effort, il y a occlusion de la glotte et la plume reste verticale, immobile.

Ces manœuvres exigent une petite habitude, du moins celle qui a pour but de maintenir la glotte béante; on est toujours porté, lorsque l'on retient sa respiration, à fermer la glotte. On n'arrive soi-même au résultat qu'après quelques essais; une fois obtenu, on le reproduit à volonté. Mais, si on s'adresse à un malade, il faut qu'il soit assez intelligent pour comprendre et exécuter la petite manœuvre qu'on lui demande.

Ces difficultés, qui exigent une certaine patience, seront un obstacle à l'application clinique de ces tracés anapnographiques. Du reste, M. Potain, qui s'est beaucoup occupé, au point de vue acoustique, de cette circulation aérienne produite par les changements de volume du cœur, ne pense pas qu'elle puisse devenir la source d'indications bien utiles.

Nous voyons par le tracé (fig. 8) que cet état est physiologique; on peut obtenir un tracé analogue chez tous les sujets, mais cette influence du cœur variera du plus au moins, suivant certaines dispositions purement anatomiques. Le voisinage d'une grosse bronche, par exemple, permettra pour ainsi dire *à plein calibre* cette transmission de mouvements susceptible de s'éteindre au contraire dans des ramifications trop multipliées.

L'étude de ce phénomène n'est pas uniquement spéculative. Au point de vue acoustique, cette circulation aérienne produit des bruits de souffle, pulmonaires il est vrai, mais d'autant plus faciles à confondre avec les bruits de souffle d'altération valvulaire ou d'anémie, qu'ils se rencontrent dans la région du cœur et coïncident avec la systole de cet organe.

Je n'insiste pas sur le mécanisme de ces bruits, que j'ai exposé d'après les idées de M. Potain dans ma théorie des bruits physiologiques de la respiration.

CHAPITRE VI.

« Il faut examiner la nature des animaux, comparer leur organisation, étudier l'économie animale en général, afin d'en faire des applications particulières, d'en saisir les ressemblances, rapprocher les différences, et de la réunion de ces combinaisons tirer assez de lumières pour distinguer nettement les principaux effets de la mécanique vivante, et nous conduire à la science importante dont l'homme même est l'objet. »

(Buffon. *Hist. nat.*, t. VII ; 1825 ; *De la nature des animaux*, p. 2.)

Le nez est le véritable conduit respiratoire : preuves anatomiques, preuves physiologiques. — Rôle du nez dans la respiration. — Rôle de la glande lacrymale, destinée à lubrifier les voies respiratoires et le poumon. — La progression des larmes dans le canal nasal est déterminée par l'action desséchante des courants d'air qui traversent le nez. — Conséquences pour l'opération de la trachéotomie et les recherches de statique chimique.

Après avoir cheminé côte à côte, dans le thorax et à la région cervicale, le conduit respiratoire et le conduit alimentaires, viennent aboutir dans le pharynx ; mais ils ne font à ce niveau que s'entre-croiser sans jamais se confondre. Le conduit respiratoire se continue par les fosses nasales, le conduit alimentaire par la bouche, chacun avec une constitution différente, chacun avec des attributs opposés. Les caractères sont tellement tranchés, soit au point de vue anatomique, soit au point de vue physiologique, que l'on retrouve entre les fosses nasales et la bouche la même différence qu'entre la trachée et l'œsophage.

Tandis que dans la bouche tout est disposé au point de vue de l'alimentation, dans les fosses nasales tout concourt à faciliter la respiration ; et de même que la présence des aliments dans la bouche provoque une sécrétion abondante de salive, de même chaque courant d'air de la respiration excite dans les fosses nasales une sécrétion destinée à lubrifier le conduit respiratoire et le poumon.

Cette sécrétion, dont le produit permet aux fosses nasales de résister à l'action desséchante des courants d'air de la respiration, et au poumon d'exécuter plus facilement l'hématose, n'est autre que la sécrétion des larmes.

Pour établir ce rôle des larmes dans la respiration, m'autorisant du conseil de Buffon, je tirerai mes arguments en grande partie de l'anatomie et de la physiologie comparée ; mais je montrerai aussi, au moyen d'analyses directes, que le nez possède des conditions hygrométriques que l'appareil glandulaire de sa muqueuse serait incapable de lui fournir, et qui sont provoquées par les courants d'air de la respiration qui sollicitent sans cesse la sécrétion des glandes lacrymales en produisant à l'extrémité inférieure du canal nasal une véritable aspiration des larmes.

Chez l'homme, d'après P. Bérard (1), le nez est le véri-

(1) Bérard, *Cours de Physiologie*, 56e leçon, p. 286.

table conduit respiratoire. «Dans le mouvement d'inspiration, dit-il, le canal du pharynx se trouve complété en avant par le voile du palais, qui est appliqué à la base de la langue. S'il en était autrement, l'air serait aspiré à la fois par la bouche et le nez. Pendant que le voile du palais s'abaisse par l'action du glosso-staphylin, la base de la langue se gonfle et se soulève. Ces mouvements sont automatiques comme ceux des ailes du nez. Vous ne pouvez à volonté abaisser le voile du palais; mais faites une inspiration par le nez, il s'abaissera. Placez-vous devant une glace, la bouche ouverte de manière à voir dans votre gorge; faites un mouvement d'inspiration, et à l'instant vous pourrez constater que le voile du palais s'abaisse, que la base de la langue se soulève, et que *ces deux parties, mises en contact, interceptent toute communication entre la bouche et le pharynx.* »

Ainsi, anatomiquement parlant, le conduit respiratoire se continue chez l'homme par le pharynx et les fosses nasales maintenues béantes lors de l'inspiration par l'action des releveurs de la narine, ainsi que l'a démontré M. Duchenne (de Boulogne).

Dans l'échelle animale ces conditions anatomiques sont encore plus accusées de façon à ne permettre le plus souvent la respiration que par le nez.

« Un grand repli de la membrane muqueuse, tendu en travers et fixé au-devant des arrière-narines, constitue, chez les crocodiles, un voile du palais très-incomplet, il est vrai, mais suffisant pour leur permettre de respirer par les fosses nasales lorsqu'ils tiennent leur vaste bouche sous l'eau, comme cela leur arrive d'ordinaire lorsqu'ils guettent leur proie. Il est aussi à noter que l'hyoïde forme à la base de la langue une saillie transversale qui s'applique contre ce voile palatin et concourt à compléter la clôture de l'arrière-bouche (1). »

Chez les cétacés l'épiglotte remonte jusqu'à l'ouverture postérieure des fosses nasales et intercepte ainsi toute communication entre la bouche et le larynx. Aussi ces animaux nagent-ils les narines hors de l'eau et la bouche submergée.

Chez les solipèdes, c'est le voile du palais qui s'oppose, par sa longueur exagérée à l'entrée de l'air par la bouche, à tel point que le cheval meurt asphyxié la bouche ouverte, lorsque ses naseaux ne peuvent plus se dilater : comme après la double section du facial.

Mais nous trouvons encore dans l'échelle animale des exemples plus frappants de cette disposition anatomique des voies respiratoires. Chez plusieurs animaux les fosses nasales et la trachée forment un seul canal non interrompu. *Le voile du palais présente alors une disposition en tube dans lequel la trachée vient s'invaginer.*

« Chez l'éléphant le voile du palais descend plus bas que chez la plupart des mammifères ; il embrasse étroitement le bord supérieur de la glotte, et permet ainsi à l'animal d'aspirer facilement par sa trompe lors même que sa bouche est ouverte.....

(1) Milne Edwars. *Anat. et phys. comp.*, t. II, p. 269.

« On remarque une disposition analogue chez le chameau et quelques autres grands ruminants, et les connexions qui s'établissent ainsi entre les fosses nasales et la glotte sont rendues complètement indépendantes de la bouche, excepté au moment de la déglutition (1). »

Enfin une dernière raison anatomique confirme ce rôle du nez dans la respiration : c'est la différence d'épithélium. Le nez, la trachée et les bronches sont revêtus d'épithélium cylindrique à cils vibratils, tandis que la bouche et l'œsophage possèdent de l'épithélium pavimenteux. On peut donc dire avec Bérard que chez l'homme, comme chez l'animal, le nez est le véritable conduit respiratoire.

La physiologie n'est pas moins explicite. Dans le sommeil, alors que la volonté cesse d'agir, que nous sommes exclusivement sous l'empire de la vie animale, la bouche est fermée et la respiration se fait exclusivement par le nez.

Pendant les repas et dans ces mille actions où la respiration s'exécute d'une façon inconsciente, automatique, la bouche est encore fermée et le nez seul suffit pour respirer.

En traversant le nez l'air de la respiration influence la sensibilité propre de cet organe qui avertit en quelque sorte l'économie, lorsque le milieu est nuisible ou peu respirable, tandis que les nombreux replis de la mu-

(1) Milne Edwars. *Ibid.*, t. II, p. 271.

queuse nasale se présentent comme un crible dont la surface humide et légèrement visqueuse arrête et retient les corpuscules solides en suspension dans l'air.

Ce rôle de la muqueuse nasale paraît très-important lorsqu'on songe à l'activité considérable de l'absorption pulmonaire et aux dangers de l'introduction, dans les voies aériennes, de certaines poussières.

Sans parler ici des poussières *minérales* dont les parties anguleuses déchirent nos tissus, les pénètrent et viennent s'accumuler dans les ganglions bronchiques (anthracosis), de ces poussières *végétales* qui titillent la muqueuse des voies respiratoires et provoquent des accès d'asthme, ainsi que l'enseigne M. le professeur Sée; que n'avons-nous pas à craindre des poussières *animales* résultant des produits de l'expectoration tuberculeuse, desséchés sur les draps du lit, le plancher des salles d'hôpital ou des casernes, et qui deviendraient, d'après M. Villemain, une source féconde d'infection par la voie pulmonaire.

Le nez n'offre pas seulement des avantages considérables comme organe protecteur des voies respiratoires et du poumon, mais il est seul capable de permettre la respiration pendant un temps un peu prolongé, comme pendant le sommeil. La respiration par la bouche, au contraire, devient impossible au bout de quelques instants. « Dans la paralysie de la septième paire, dit M. Duchenne de Boulogne, la narine s'affaisse et son orifice diminue considérablement, pendant l'inspiration elle s'aplatit de manière à obstruer presque complétement cet orifice. La respiration nasale en est très-gênée mais si l'hémiplégie est double et complète, la respiration nasale devient impossible et c'est par la bouche que se fait la respiration. Il en résulte de graves inconvénients : d'abord une *sécheresse de la gorge tellement pénible que le malade en est réveillé, en proie à une soif ardente*; tandis que les mucosités buccales, se décomposant sous l'influence des courants d'air de la respiration, donnent à son haleine une fétidité insupportable. »

M. Duchenne de Boulogne, dont l'autorité est si grande en pareille matière, a bien voulu me communiquer ces observations résultant de sa longue pratique. Je dois en outre à son obligeance d'avoir pu recueillir plusieurs tracés de la respiration chez des personnes atteintes, à des degrés différents, de paralysies glosso-labio-laryngée, je reproduirai plus loin ces tracés.

Il est une expérience facile à faire et qui est de nature à prouver combien la respiration par la bouche devient pénible même au bout d'un temps très-court. Il suffit de se condamner à respirer pendant quelques instants exclusivement par la bouche, le nez fermé ; on ne tarde pas à éprouver un sentiment de sécheresse et d'ardeur à la gorge. La bouche ne possède donc pas comme le nez les conditions hygrométriques d'un conduit respiratoire.

« Les voies aériennes, dit M. Milne Edwars (1), ne servent pas seulement à conduire le fluide respirable dans l'intérieur de l'organe où la respiration a son siége, mais concourent puissamment à maintenir cet instrument dans les conditions nécessaires à l'exercice de ses fonctions. En effet, nous avons déjà vu que la dessiccation d'une membrane est une entrave considérable à son action comme surface absorbante, et que les organes de la respiration, pour remplir leurs fonctions, doivent toujours être maintenus dans un état convenable d'humidité. Or, le courant d'air qui se renouvelle sans cesse dans l'intérieur des poumons pourrait, dans bien des cas, déterminer une évaporation trop abondante, et par suite une dessiccation dangereuse dans les parois des cavités pulmonaires, si ce fluide n'y arrivait déjà chargé de vapeur aqueuse; et pour le saturer ainsi d'humidité, il suffit de lui faire lécher, pour ainsi dire, une surface humide avant son entrée dans le poumon. »

Ainsi agit le nez : en *léchant*, suivant l'expression de M. Milne Edwars, la surface humide des fosses nasales, l'air s'imprègne d'humidité et arrive au poumon dans un état hygrométrique favorable à l'hématose, tandis que la muqueuse nasale sans cesse lubrifiée résiste mieux que la bouche à l'action desséchante des courants d'air.

Mais pour établir ce rôle du nez dans la respiration, il me faut prouver que cet organe est plus riche que la

(1) *Ibid.*, p. 266.

bouche en humidité, et en second lieu rechercher comment il peut être le siége d'une évaporation continuelle.

Il est facile de prouver que le nez possède des conditions hygrométriques bien supérieures à celles de la bouche. En disposant convenablement un système à double soupape de façon à faire passer tout l'air de l'expiration dans un tube rempli de chlorure de calcium, nous avons constaté, M. Ferrouillat et moi, que le nez fournissait une plus grande quantité de vapeur d'eau que la bouche.

Voici quelle est la moyenne : en 40 respirations par la bouche nous obtenions environ 0 gr. 60, tandis que par le nez nous trouvions 0 gr. 70 (1). Cette différence serait évidemment plus grande si on défalquait la constante représentée par la vapeur d'eau de l'atmosphère.

Ces résultats sont loin d'être fixes ; nous avons trouvé à ce sujet des écarts considérables.

Ces expériences exigent en outre certaines précautions, ainsi : on est naturellement porté à respirer une plus grande quantité d'air par la bouche que par le nez ; il est

(1) Ces résultats ont été obtenus dans le nouveau laboratoire de chimie de la Sorbonne. Je suis heureux d'exprimer ici ma vive reconnaissance à M. Schutzenberger, directeur de ce laboratoire, pour l'empressement avec lequel il a bien voulu mettre à ma disposition les instruments dont je pouvais avoir besoin, tandis que je trouvais dans un de ses élèves, mon ami, M. P. Ferrouillat, un concours précieux qui a beaucoup facilité mes recherches.

bien évident alors que n'opérant pas sur des volumes égaux ; on ne peut poser un terme de comparaison. Il faut éliminer aussi ces causes qui provoquent temporairement une hypersécrétion des glandes salivaires : telles que la présence d'un corps étranger dans la bouche, l'action de fumer, etc.

On comprend difficilement de prime abord comment le nez peut fournir ainsi une grande quantité de vapeur d'eau, alors que la bouche est desséchée après quelques instants.

Il semble en effet que la muqueuse buccale, douée de glandes nombreuses recevant les conduits excréteurs des parotides, des sous-maxillaires, sub-linguales, etc., soit susceptible de fournir une plus grande quantité de liquide à l'évaporation. Il n'en est rien cependant, parce que la sécrétion des parotides, et autres glandes salivaires, est une sécrétion intermittente qui se fait surtout pendant la mastication ou pendant les mouvements de la phonation. Mitscherlich qui a eu l'occasion d'observer la sécrétion parotidienne sur un individu atteint d'une fistule du conduit de Sténon a vu cette sécrétion s'exagérer pendant les repas et la phonation, cesser, au contraire, pendant le repos et le sommeil.

D'ailleurs la composition chimique de la salive et surtout le ferment qu'elle possède, prouve surabondamment son rôle dans la digestion.

La muqueuse des fosses nasales est également très-riche en glandes.

Voici ce qu'en dit M. Panas (1): « On peut constater que le nombre de ces glandes est considérable ; puisque sur une lamelle verticale de 1 demi-millimètre de large et 2 centimètres de long j'ai pu en compter une trentaine ; que leur volume ne dépasse pas celui d'une très-petite tête d'épingle chez l'homme adulte ; que chez l'enfant nouveau-né, elles sont très-petites, et que chez le veau, où je m'attendais à les trouver très-développées, elles sont aussi fort petites, grêles, et très-allongées. »

M. Panas ne dit pas pourquoi il s'attendait à trouver les glandes nasales très-développées chez le veau ; mais il est probable que cet auteur avait eu cette idée préconçue en remarquant l'humidité des narines de ces animaux ; humidité considérable que ne saurait évidemment fournir un appareil glandulaire grêle et fort petit.

Les glandes nasales sécrètent un produit visqueux et par conséquent assez long à élaborer. Comment expliquer alors cette grande quantité de vapeur d'eau fournie par le nez et cet excédant sur la bouche ? Cette différence se comprend facilement si l'on songe que le nez reçoit sans cesse le produit de sécrétion de glandes volumineuses dont le travail constant déverse sans cesse sur la muqueuse des fosses nasales un liquide presque exclusivement aqueux. « Lorsqu'on fait bouillir les larmes, dit Huschke (2), les cendres du résidu désséché ont donné

(1) Panas. *Recherches sur l'anatomie des fosses nasales*, p. 31. Paris, 1860.

(2) Huschke. *Splanchnologie*, p. 736.

des phosphates de chaux et de magnésie. Mais toutes ces substances réunies ne font qu'un centième des larmes dont le reste est de l'eau. »

Les animaux qui vivent dans une atmosphère chargée de vapeur d'eau, comme les cétacés qui respirent en élevant leurs narines à la surface de la mer, sont dépourvus d'organes lacrymaux. Dans ces conditions, l'air ambiant, saturé d'humidité, ne saurait excercer une action desséchante sur la muqueuse pulmonaire, ni sur les voies respiratoires.

On m'objectera peut-être que l'absence de glandes lacrymales chez les cétacés ne prouve en rien l'utilité de ces organes pour la respiration et montre seulement que les yeux de ces animaux trouvent dans la vapeur d'eau qui les environne une action lubrifiante qui remplace celle des larmes.

Je ferais alors observer que la glande lacrymale est loin d'être indispensable à la lubrifaction de l'œil, et que cette action s'exécute par la perspiration aqueuse qui se fait sans cesse à la face antérieure du globe oculaire.

Après avoir relaté les nombreuses expériences de Janin qui démontrent que la conjonctive palpébrale et oculaire fournit une grande quantité de liquide analogue à celui des larmes, M. Malgaigne s'exprime ainsi : (Anat. Chirur. t. Ier, p. 389, 1838).

« En présence de ces faits, il faut bien reconnaître que la conjonctive et même la cornée entrent pour beaucoup dans la production du liquide destiné à lubrifier l'œil; et si l'on ajoute qu'elles ont suffi pour conserver à l'œil son humidité et son poli après l'ablation de la glande lacrymale dégénérée, on est vraiment tenté de se demander quels sont les usages de cette glande. Si on peut l'admettre comme un auxiliaire utile de la conjonctive, du moins sa nécessité est désormais plus que douteuse; et l'on conçoit comment la dégénérescence cutanée de la conjonctive et de la cornée produit cette sécheresse morbide du globe oculaire désignée sous le nom de xérophthalmie. »

Par conséquent si la glande lacrymale manque, chez les cétacés, ce n'est pas parce que l'œil de ces animaux est entouré d'humidité, mais plutôt parce que les larmes n'ont plus à lubrifier les fosses nasales. Ce qui vient confirmer encore cette opinion, c'est la briéveté de leur trachée, le larynx étant chez eux à quelques centimètres de la bifurcation des bronches.

C'est encore l'anatomie comparée qui va nous fournir pour ainsi dire la contre-épreuve.

Les ophidiens ont le globe oculaire entièrement caché derrière une capsule épaisse et transparente.

Mieux encore que celui des cétacés, le globe oculaire des ophidiens se trouve donc complètement à l'abri de l'évaporation et il n'avait pas plus besoin d'un organe sécréteur pour le lubrifier que le cœur dans le péricarde ou le poumon dans la plèvre.

Chez les ophidiens cependant, ainsi que l'a démontré

M. J. Cloquet, les organes lacrymaux existent et leur produit est déversé intégralement dans les narines.

« Chez les ophidiens, dit Muller (1), les paupières sont remplacées par une capsule transparente, qui adhère par sa circonférence entière à la peau, dont elle est un prolongement aminci. Cette capsule se compose de trois lames superposées : une extérieure, continuation de l'épiderme, et qui par conséquent se détache à l'époque de la mue ; une médiane, qui se continue avec le derme, et une interne, qui correspond à la conjonctive palpébrale ; celle-ci produit, comme à l'ordinaire, la conjonctive oculaire, en se réfléchissant sur elle-même.

« Entre la capsule et le pourtour extérieur de l'œil, règne un vide, dans lequel parviennent les larmes, qui peuvent s'écouler, comme de coutume, à travers le canal lacrymal.

« Cette structure a été découverte par J. Cloquet. »

Est-il besoin de rappeler combien est apparent dans l'échelle animale l'état hygrométrique des fosses nasales? les larges narines du bœuf laissent sans cesse tomber un liquide filant; le museau du chien est toujours froid par suite de l'évaporation continuelle qui se fait à la surface de cet organe.

La glande lacrymale et le nez sont en outre intimement unis et agissent l'un sur l'autre par l'intermédiaire du système nerveux, il suffit de titiller l'intérieur des

(1) Muller. *Physiologie*, t. II, p. 307, 1845.

fosses nasales pour provoquer aussitôt une sécrétion abondante de larmes; l'inverse peut se produire, c'est-à-dire qu'une impression de la conjonctive oculaire retentira sur la muqueuse nasale.

Certaines personnes ne peuvent passer brusquement de l'ombre au soleil sans être prises sur-le-champ d'un ou plusieurs éternuements; si le phénomène tarde à se produire, elles peuvent, pour ainsi dire, le provoquer à volonté en regardant directement le soleil.

D'autres fois, c'est une affection des voies respiratoires qui remonte jusqu'à la muqueuse oculaire et s'accompagne d'hypersécrétion de la glande lacrymale.

N'est-ce pas ce qui a lieu dans la rougeole où le larmoiement accompagne les phénomènes laryngo-bronchiques du début de cette maladie?

Nous avons vu jusqu'ici que la sécrétion lacrymale était surtout destinée à lubrifier les fosses nasales et le poumon.

Je vais démontrer maintenant que les courants d'air de la respiration et non les mouvements palpébraux et oculaires sollicitent la sécrétion des larmes.

On peut considérer comme une règle générale de physiologie ce fait constant : toutes les fois que l'agent provocateur d'une sécrétion est supprimé, la sécrétion diminue.

C'est précisément ce qui arrive lorsque les communications sont interrompues entre le nez et la glande lacrymale.

On regarde généralement, mais à tort, les mouvements du globe oculaire et des paupières comme les agents provocateurs de la sécrétion lacrymale, tandis que le canal nasal ne serait qu'un conduit excréteur.

« Comme la sécrétion est continuelle, dit Brachet, comme l'évaporation n'est pas ordinairement aussi considérable que la sécrétion, *le surplus* est déversé par le canal nasal dans les narines, pour s'y mêler aux mucosités qui y sont sécrétées, et se faire expulser avec elles. (*Phys. de l'homme*, t. Ier, p. 365).

S'il en était ainsi on devrait voir survenir de l'épiphora après l'oblitération du sac lacrymal, épiphora représenté par ce *surplus* qui trouvant son conduit excréteur obturé serait obligé de s'écouler sur la joue. Loin de là, après l'oblitération du sac lacrymal il ne survient presque jamais d'épiphora (1).

Voici à ce sujet, l'opinion de Thomas Windsor qui emploie, dans le traitement des tumeurs et fistules lacrymales, la méthode de *l'oblitération du sac.*

« On peut naturellement se demander, dit-il (2), ce qu'il advient du liquide sécrété par la glande lacrymale. Sans doute, l'évaporation a lieu en une certaine mesure sur la surface de la paupière inférieure, mais quelque surprenant que soit le fait, il est certain que les malades

(1) Mais les malades se plaignent de sécheresse des fosses nasales.

(2) Thomas Windsor, Obs. par, M, Little. *Annales d'oculistique*, 1866, 2e sem., p. 168.

traités par cette méthode se plaignent très-peu d'épiphora, et quelques-uns point du tout, excepté sous l'action du vent. »

S'il n'y a pas d'épiphora après l'oblitération du sac lacrymal, c'est parce que la sécrétion des larmes diminue, et si cette sécrétion diminue, c'est qu'évidemment on a supprimé la cause qui la provoque. Le fait rapporté par Thomas Windsor n'a donc rien de bien surprenant, mais prouve seulement, en vertu de cet aphorisme : « *Sublata causa tollitur effectus,* » que l'agent provocateur de la sécrétion lacrymale siége dans le nez, et n'est pas le résultat, comme on l'avait cru jusqu'ici, des mouvements palpébraux et oculaires.

Il me reste maintenant à démontrer que c'est précisément l'action des courants d'air de la respiration sur la muqueuse nasale qui sollicite la sécrétion lacrymale.

Rien n'est plus simple :

En passant au-devant de l'ouverture inférieure du canal nasal, l'air de la respiration pompe le liquide qui se trouve sur son passage. Ce liquide est aussitôt remplacé par celui que contiennent le canal nasal, le sac lacrymal et les conduits lacrymaux dont l'ouverture supérieure dirigée en dedans plonge dans cette nappe liquide, très-mince sans doute *mais continue,* qui remplit tout l'espace oculo-palpébral.

Cette nappe liquide s'étend jusqu'aux conduits excréteurs de la glande lacrymale et ne coule pas sur la face antérieure du globe oculaire, ce qui du reste gênerait la vision, parce que le liquide gras sécrété par les glandes de Meïbomius forme comme une petite barrière qui retient tout le produit des larmes dans l'espace oculo-palpébral. C'est là qu'elles sont sans cesse aspirées par les points lacrymaux. On avait pensé que cette aspiration était produite par les mouvements du sac lacrymal. En effet, les anatomistes ont démontré l'existence de petits faisceaux musculaires destinés à écarter les parois de ce sac.

Mais il me paraît plus rationnel de considérer l'action desséchante des courants d'air de la respiration, produisant une véritable aspiration à l'extrémité inférieure du canal nasal, comme la cause principale de la progression des larmes; et sans vouloir refuser toute action aux petits muscles de Horner, je crois qu'elle est bien insignifiante à côté de celle de la respiration qui agit sans cesse, même pendant le sommeil (1). La disposition inférieure

(1) Cette action des muscles de Horner est admise aujourd'hui par tous les auteurs comme la véritable cause de la progression des larmes; mais comment supposer que des muscles aussi grêles puissent faire cheminer le liquide des larmes dans un conduit flexueux dont le canal, plusieurs fois rétréci, offre par conséquent une certaine résistance au liquide qui le traverse. Il faut en outre admettre l'existence constante de petites valvules jouant le rôle de soupapes et la persistance de la contraction musculaire des faisceaux de Horner pendant le sommeil.

Sans doute on voit survenir de l'épiphora lorsque ces muscles sont paralysés, mais la cause en est surtout, comme l'enseignait Trousseau, « parce que, dans la paralysie du muscle de Horner, les points lacrymaux que ce petit muscle a pour fonction de faire saillir et de porter en dedans, ne pouvant plus prendre cette

du canal nasal vient encore confirmer cette opinion. Depuis J.-L. Petit, on a beaucoup discuté sur cet orifice inférieur, les uns affirmant qu'il est toujours muni d'une petite valvule, d'autres signalant de nombreuses exceptions.

Dans tous les cas, on le trouve rétréci, tantôt par un repli sous forme de valvule, tantôt par un diaphragme circulaire percé d'un petit pertuis. Cet orifice est souvent capillaire, aussi M. Sappey a-t-il été obligé, quatre fois sur seize, d'injecter au mercure le canal nasal pour découvrir le point où il s'ouvre dans la muqueuse de Schneider.

Les larmes débouchant par un petit pertuis, suintent pour ainsi dire et humectent toute la surface ambiante; le courant d'air de la respiration, qui vient *lécher* cette surface, emporte avec lui ce liquide à l'état de vapeur d'eau.

direction, ne puisent plus les larmes, qui ne sont plus reçues dans leurs conduits naturels.» Trousseau, *Clin. méd.*, t. II, p. 263.

Vierordt après Sédillot mentionne une action des courants d'air de la respiration comme cause de la progression des larmes; mais cet habile physiologiste ne voit que l'action d'une grande et profonde inspiration qui, en raréfiant l'air dans les narines, appelle le liquide contenu dans le canal nasal. « Forse, almeno sotto le profonde e rapide inspirazioni, la rarefazione dell' aria nella cavità nasale exercita pure una debole azione aspirante sul contenuto del sacco lagrimale.» (Vierordt. *Physiologie*, trad. italienne. Milan, 1867, p. 457.)

Cette action, qui peut sans doute se surajouter, n'est pas comparable à l'aspiration puissante que produit un courant d'air en desséchant une surface sur laquelle débouche un conduit plein de liquide.

Nous avons vu cet appel retentir jusqu'à la glande lacrymale et solliciter la sécrétion des larmes.

Si l'on songe au rôle des glandes de Meïbomius qui retiennent presque tout le liquide des larmes dans l'espace oculo-palpébral où elles sont sans cesse aspirées par les points lacrymaux pour être déversées dans les fosses nasales; si l'on songe en outre que la sécrétion diminue lorsque les courants d'air de la respiration n'influent plus sur la glande, qu'elle persiste pour être déversée intégralement dans les narines chez les ophidiens dont le globe oculaire est entièrement à l'abri de l'évaporation, qu'elle manque au contraire chez les seuls vertébrés qui respirent un air saturé d'humidité (1), il me paraît difficile de ne pas voir dans la glande lacrymale l'organe destiné à lubrifier le conduit respiratoire et le poumon.

CONCLUSIONS.

1. — Le nez est le véritable conduit respiratoire.

2. — La respiration par la bouche à l'exclusion du nez, comme dans l'hémiplégie faciale double, entraîne de graves inconvénients : sécheresse de la gorge très-douloureuse, soif continuelle, décomposition des muco-

(1) Les cétacés, les poissons et quelques reptiles nus qui vivent dans l'eau sont les seuls vertébrés dépourvus d'organes lacrymaux.

sités buccales sous l'action des courants d'air de la respiration, fétidité de l'haleine, etc. (Duchenne de Boulogne.)

3. — Le nez résiste mieux que la bouche à l'action desséchante de la respiration, parce qu'il est plus riche en humidité, comme le prouve l'analyse directe de l'air expiré.

4. — Ce rapport, bien que très-variable avec les sujets, pourrait être représenté par les chiffres suivants; le nez donne environ 0 gr. 70 cent. de vapeur d'eau, alors que la bouche n'en fournit que 0 gr. 60.

5. L'état hygrométrique des narines, très-apparent chez l'enfant et certains animaux comme le veau, coïncide avec des glandes nasales grêles et peu développées, il faut donc chercher ailleurs la source de l'humidité considérable des fosses nasales.

6. — Les organes lacrymaux, dont le produit est toujours déversé intégralement dans les narines, existent chez presque tous les vertébrés, même chez les ophidiens dont le globe oculaire caché derrière la capsule épaisse et transparente qui remplace chez eux les paupières est complètement à l'abri de l'évaporation.

Ils manquent, au contraire, chez les seuls vertébrés qui respirent dans l'humidité : cétacés et quelques reptiles nus (Cloquet, Muller).

7. — Les larmes étant retenues dans l'espace oculopalpébral par le liquide gras des glandes de Meïbomius, passent intégralement dans les narines; elles ne servent

donc pas à lubrifier la face antérieure du globe oculaire, action produite, ainsi que l'a démontré Janin, par la perspiration conjonctivale et cornéenne. Ce qui confirme cette opinion, c'est qu'après l'ablation de la glande lacrymale l'œil conserve son brillant et son poli (1), tandis qu'il le perd et devient sec après la dégénérescence cutanée de la conjonctive (Malgaigne).

8. — Les larmes, remplissant l'espace oculo-palpébral, les points lacrymaux, le sac lacrymal et le canal nasal, représentent une petite colonne liquide non interrompue; le courant d'air de la respiration qui vient *lécher* l'extrémité inférieure du canal nasal, emporte avec lui, à l'état de vapeur d'eau, le liquide qui se trouve sur son passage. Il y a donc, à ce niveau, aspiration des larmes, aspiration qui retentit jusqu'à la glande et excite la sécrétion.

9. — Lorsque cette aspiration est empêchée, comme cela arrive après l'oblitération du sac lacrymal, la sécrétion des larmes diminue.

10. — L'action desséchante du courant d'air qui traverse la narine, explique la progression des larmes dans le canal nasal et l'aspiration de ce liquide dans l'espace oculo-palpébral, aspiration et progression que ne sauraient produire les petits muscles de Horner, dont le

(1) « Les anciens chirurgiens étaient tellement convaincus de la nécessité de la glande lacrymale pour lubrifier l'œil, qu'ils regardaient comme indispensable, après l'ablation de cette glande, de pratiquer aussi l'extirpation du globe oculaire. » (Malgaigne.)

rôle est surtout de maintenir dirigés en dedans les points lacrymaux.

11. — L'échange gazeux qui constitue la respiration pulmonaire se faisant d'autant plus facilement que l'air est plus chargé d'humidité, et le courant d'air de la respiration produisant une action desséchante et par suite une aspiration des larmes d'autant plus active qu'il arrive plus sec dans la narine, on peut considérer la glande lacrymale comme l'organe destiné à lubrifier les voies respiratoires et le poumon.

Si je me suis étendu sur ce rôle des larmes dans la respiration, c'est qu'il en ressort des conséquences pratiques.

M. Milne Edwars signale avec raison les inconvénients de la sécheresse des voies respiratoires: d'un autre côté, le liquide versé par les glandes lacrymales dans les fosses nasales est considérable.

On ne peut donc en priver brusquement un malade sans inconvénients.

Après l'opération de la trachéotomie, on entoure l'ouverture artificielle des voies respiratoires d'une petite étoffe de gaze, afin de soumettre ainsi l'air de la respiration à une sorte de crible pour arrêter les corps étrangers que l'atmosphère la plus pure tient toujours en suspension et dont l'action peut offenser la muqueuse pulmonaire. Mais cette précaution n'est pas suffisante et le chirurgien qui a privé brusquement son malade d'une surface sans cesse lubrifiée doit chercher à lui en restituer autant que possible les avantages. C'est dans ce but qu'il est utile d'humecter légèrement avec de l'eau tiède, le voile que l'on place à l'entrée des voies respiratoires, ou mieux d'adapter à l'entrée de la canule un petit système analogue aux boules de Liebig. MM. Robert et Collin ont fait construire, d'après ces indications, un petit instrument qui pourra, je l'espère, rendre quelques services, je donnerai ailleurs sa description.

Une dernière observation.

Les auteurs qui ont étudié la transpiration du poumon cherchant à apprécier quantitativement l'exhalation aqueuse de cet organe n'ont pas tenu compte de la sécrétion lacrymale et elle figure dans le chiffre qu'ils ont assigné à l'exhalation aqueuse pulmonaire.

Cette question est complexe et il faudrait noter si la respiration s'exécute à la fois par la bouche et le nez ou par l'un de ces deux organes seulement.

Je ne fais ici que signaler ce fait qui peut avoir son importance pour les recherches de statique chimique; mon but était d'établir dans ce parallèle entre la respiration par la bouche et celle par le nez, ce qui appartient en propre à l'un ou à l'autre de ces deux organes, et leur rôle différent dans la fonction que nous étudions. J'espère avoir justifié le choix que nous avons fait de la respiration par le nez et l'application de notre petit embout à cet organe plutôt qu'à la bouche.

TABLE DES MATIÈRES

Paris. A. PARENT, imprimeur de la Faculté de Médecine, rue Mr-le-Prince, 31.

BIBLIOTHEQUE NATIONALE DE FRANCE
3 7531 00962293 8

www.ingramcontent.com/pod-product-compliance
Ingram Content Group UK Ltd.
Pitfield, Milton Keynes, MK11 3LW, UK
UKHW020325250726
13967UKWH00004B/1872